ÉTUDE

SUR

LES VIRUS

PAR

JEAN HAMEAU

DOCTEUR EN MÉDECINE A LA TESTE, MEMBRE CORRESPONDANT
DE LA SOCIÉTÉ ROYALE DE MÉDECINE
ET DE L'ACADÉMIE DES SCIENCES, BELLES-LETTRES ET ARTS, DE BORDEAUX

(1836 et 1847)

PRÉFACE

PAR

M. GRANCHER

PROFESSEUR A LA FACULTÉ DE MÉDECINE DE PARIS

PARIS

G. MASSON, ÉDITEUR
LIBRAIRE DE L'ACADÉMIE DE MÉDECINE
120, BOULEVARD SAINT-GERMAIN, 120
—
1895

ÉTUDE

SUR

LES VIRUS

ÉTUDE

SUR

LES VIRUS

PAR

JEAN HAMEAU

DOCTEUR EN MÉDECINE A LA TESTE, MEMBRE CORRESPONDANT
DE LA SOCIÉTÉ ROYALE DE MÉDECINE
ET DE L'ACADÉMIE DES SCIENCES, BELLES-LETTRES ET ARTS, DE BORDEAUX

(1836 et 1847)

PRÉFACE

PAR

M. GRANCHER

PROFESSEUR A LA FACULTÉ DE MÉDECINE DE PARIS

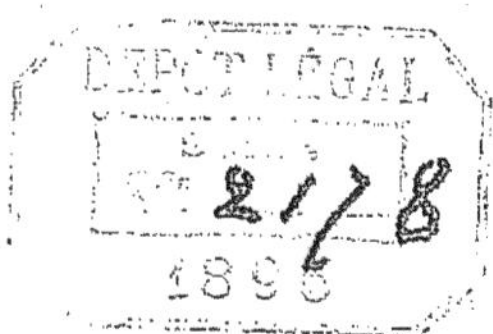

PARIS

G. MASSON, ÉDITEUR

LIBRAIRE DE L'ACADÉMIE DE MÉDECINE

120, BOULEVARD SAINT-GERMAIN, 120

—

1895

PRÉFACE

L'an dernier, mon cher et distingué confrère
d'Arcachon, M. le Dr Hameau, me pria de lire
un opuscule écrit par son père le Dr J. Hameau,
médecin à la Teste, en 1836, et publié en 1847,
dans la *Revue Médicale*. Ce travail est intitulé :
Étude sur les virus. Sa lecture me causa une
telle surprise que j'en exprimai mon admiration
un peu partout et que j'inspirai ainsi peut-être
à M. Hameau la touchante pensée de faire revivre, en la publiant à nouveau, la brochure où,
dès cette époque déjà lointaine, le Dr Hameau
défendait la doctrine aujourd'hui triomphante de
la *médecine animée* des *germes vivants et transmissibles*, des *virus-contages* se reproduisant
semblables à eux-mêmes par incubation dans un
terrain favorable et reprenant ainsi de nouvelles

forces pour perpétuer chez les hommes et les animaux les maladies qu'ils engendrent et dont ils sont la caractéristique étiologique.

Le lecteur trouvera dans l'Introduction à l'*Étude sur les virus* un historique des doctrines médicales sur la contagion depuis les premiers âges de la médecine jusqu'à nos jours. Je n'ai rien à y ajouter, car il est assez complet pour bien faire comprendre quelle part le Dr J. Hameau a prise dans cette évolution des idées médicales à l'époque où il vivait. Mais je m'associe de grand cœur à l'éloge si mérité que M. le Dr Solles, agrégé de la Faculté de Bordeaux, a fait du travail de notre confrère, et avec lui je dirai volontiers : « Oui, le Dr J. Hameau, dans son *Étude sur les virus*, y parle de ces virus, de leur incubation et de leur multiplication, comme le ferait de nos jours un élève de Pasteur. »

Ce n'est certes pas un mérite banal que celui-là ! Avoir pressenti, deviné, affirmé, avec toutes les preuves que pouvait lui fournir la science de son temps, une doctrine qui devait, cinquante ans après seulement, et grâce au génie de Pasteur, régner en souveraine ; c'est, à mon sens, faire preuve d'une sagacité pénétrante. Et si on veut bien remarquer que le Dr J. Hameau était un médecin de campagne, chevauchant à travers les landes jour et nuit, isolé de tout foyer scientifique et livré, en somme, à ses propres réflexions sur les faits dont il était le témoin, on comprendra mieux encore l'étonnement dont j'ai été saisi à la lecture de son travail. Il y a plus; non seulement le milieu et l'époque n'étaient pas favorables aux idées de J. Hameau, mais ils étaient hostiles, et notre confrère le savait si bien, qu'il s'excuse ainsi modestement de la liberté qu'il a prise d'exposer des idées aussi subversives :

« J'ai dit des choses qui me semblent vraies et je les ai présentées sous un point de vue nouveau; mais ce n'est pas pour le plaisir d'innover, c'est qu'elles m'ont paru telles que je les ai dites lorsque j'ai cherché, par l'expérience et la réflexion, à pénétrer dans leur essence intime. »...
« Je sais qu'une certaine prévention s'attache d'abord aux idées nouvelles, aussi je ne demande pas qu'on approuve de suite les miennes, mais seulement qu'on les examine avec cette disposition qui fait désirer de connaître la vérité. »
On ne peut dire mieux; mais ce que demandait notre confrère à ses contemporains est chose très difficile à obtenir. Non pas que les hommes soient naturellement inclinés à l'erreur ou à la négation de la vérité, ils ne sont pas si mauvais; mais l'éducation reçue les aveugles et fait d'eux des opposants inconscients et convaincus à tout ce

qui n'est pas cette éducation avec les idées qu'elle représente. Et ce sont souvent les meilleurs, les plus instruits d'une génération qui sont, par cela même, les plus rebelles à toute idée novatrice. De sorte que le Dr J. Hameau, isolé, observant la nature et appliquant à pénétrer ses secrets un sens droit et sans préjugés, suivait la vraie méthode, celle qui a conduit Pasteur à ses immortelles découvertes. Je l'ai dit bien souvent avec une conviction profonde : si M. Pasteur eût été médecin, il eut sans doute fait de grandes choses ; mais je doute qu'il eût bouleversé la médecine comme il l'a fait en chimiste partant de la chimie et des fermentations.

Pour mieux apprécier l'œuvre de J. Hameau, il faut faire revivre un instant la médecine de ces soixante ans écoulés depuis 1836, et placer ainsi l'homme et ses idées neuves et originales dans leur cadre naturel. On jugera ainsi beaucoup mieux de l'acuité, de la pénétration de vues de notre confrère, de son avance sur ses contemporains ou même sur les générations qui l'ont suivi.

Vers 1840, les hommes qui tenaient le sceptre de la médecine en France s'appelaient Cruveilhier, Louis, Andral, Chomel..., et ces noms suffisent à illustrer une génération, sans compter celui de Broussais, ardemment combattu, et défendu par des admirateurs enthousiastes de l'école du Val-de-Grâce. Cruveilhier et Louis surtout, l'un dans le domaine de l'anatomie pathologique, l'autre dans celui de l'observation clinique, n'avaient pas de rivaux en Europe; et j'ai souvent entendu Virchow rappeler avec plaisir et reconnaissance cette période de sa vie d'étudiant où, à Paris, il était l'élève assidu de ces deux grands médecins.

La science microscopique était dans l'enfance, et toutes les recherches scientifiques se faisaient à l'œil nu ou à la loupe. C'est ainsi que fut écrit le magnifique Atlas d'Anatomie pathologique. Dans l'observation du malade, Louis avait introduit une rigueur, une méthode et aussi une patience inconnues avant lui. Ses découvertes sur la fièvre typhoïde et la phtisie sont le fruit d'un labeur monumental. Les observations des maladies, accumulées par centaines et comparées minutieusement trait pour trait, donnaient telles ou telles associations de symptômes et de lésions d'où Louis savait extraire ses fameuses lois sur l'évolution de la phtisie, ou de la fièvre typhoïde, type morbide jusque-là confondu avec les fièvres putrides.

Mais l'excès de cette observation, toujours uniforme dans son extrême minutiosité, n'allait pas tarder à se faire sentir dans les générations suivantes et les conduire à une séméiologie factice et stérile.

Cependant Andral écrivait sa clinique, si riche de faits sobrement vus et sobrement décrits, et Chomel donnait dans ses leçons la preuve de sa sagacité pénétrante de clinicien.

Mais aucun de ces hommes, aucun de leurs contemporains n'avait le souci, n'avait l'idée même de la médecine étiologique, et le chapitre des « causes » de la maladie était de tous le plus pauvre, le plus négligé. On était en pleine médecine des symptômes et des lésions. L'organe sain ou malade était toute l'étude du médecin. Cette phase était nécessaire assurément, elle devait se poursuivre encore longtemps, et elle préparait l'avenir. Mais le médecin de la Teste qui, à ce moment précis, méditait et écrivait, sur la contagion et sur les virus, les pages suivantes, pouvait à bon droit se sentir isolé dans un chemin à peu près inconnu.

En 1856 parut la *Pathologie cellulaire* de Virchow, et, du coup, l'axe de la médecine fut déplacé de Paris à Berlin. C'était à proprement parler l'entrée en scène du microscope, vivifié par une conception pénétrante de la vie, de la pathologie, de la mort individuelle des cellules qui composent un organe. C'étaient aussi des vues nouvelles sur les « métastases », sur les diathèses qui tendaient à trouver un sub-stratum anatomique; sur l'évolution des maladies d'organes, évolution reportée bien avant par l'étude des lésions cellulaires, etc.

Aujourd'hui encore, la médecine allemande s'enorgueillit au souvenir de cette brillante période dont l'illustre créateur vit toujours et reste le chef respecté de la vieille Université. Je dis de la vieille Université, car la « jeune école », représentée par la Bactériologie, par R. Koch et ses élèves, livre depuis dix ans de rudes assauts à l'Anatomie patho-logique de Virchow et, publiquement, accuse le « maître » d'exercer une influence néfaste par sa résistance au progrès. Mais Virchow se défend, et on l'a vu, lors de la trop fameuse découverte de la « tuberculine », descendre dans l'arène et porter à son adversaire des coups décisifs. Aujourd'hui même, la sérumthérapie de la diphtérie est un champ clos ou Behring, élève de Koch, défend sa découverte et où Virchow, sans l'attaquer de front, soulève des objections et jette de l'eau froide sur l'enthousiasme ambiant. D'où cette incertitude, ce flottement de l'opinion médicale allemande, qui contraste avec l'ardeur passionnément favo-rable de l'opinion médicale française, qui n'a pas les mêmes motifs de division et d'hostilité.

Donc, la *Pathologie cellulaire* fut un grand événement scientifique, dont l'influence est en-

core sensible aujourd'hui, et le sera toujours.
Car, à côté des micro-organismes, cause vivante
des maladies transmissibles, il y a la cellule organique dont les réactions constituent et la symptomatologie et les lésions, avec, au bout, la guérison si l'activité cellulaire triomphe, la mort si
la cellule est vaincue. Or, c'est à Virchow que
nous devons d'avoir semé cette vérité : que
chaque cellule de nos organes possède une activité commune et indépendante à la fois.

Cependant, la haute portée de son idée novatrice fut loin d'être comprise et adoptée sans résistance dans notre pays. A cette date, en 1860,
la médecine sommeillait. Cruveilhier et Louis
s'éteignaient doucement, et si leur œuvre résis-
tait, parce qu'elle était fondée sur l'observation
rigoureuse des faits, celle de Cruveilhier surtout
vieillissait et se démodait de tous les progrès
dus aux nouvelles méthodes histologiques. Ch.
Robin à Paris, après quelques trouvailles heu-
reuses : *oidium albicans*, *myéloplaxe*, *cytoblastion*,
etc., s'égarait dans la *substance amorphe fine-
ment grenue* et les *cellules fusiformes* isolées par
dissociation. Les procédés nouveaux de la microscopie normale et pathologique, permettant
de saisir les rapports des éléments constitutifs
d'un tissu ou d'un organe, tels que coupes, coloration, etc., lui échappaient, ou mieux il ne

voulait pas les connaître, et jusqu'à ce que Cornil et Ranvier eussent ouvert leur petit laboratoire de la rue Christine, en 1867 je crois, l'histologie ne fit chez nous aucun progrès.

La pathologie attendait aussi ses rénovateurs et, en attendant, se perdait en finesses d'observations où le détail des faits journaliers, fastidieux et inutiles, remplissait de longues colonnes que personne ne lisait plus. La Société médicale d'observation en mourut sous la présidence de Barth et de Peter, et plus tard Lasègue railla cette méthode de numération ou *numérisme* qui passait au crible tous les appareils dans un ordre uniforme, quel que fût le malade et quelle que fût la maladie. Ou encore, avec Delaberge et Monneret, auteurs du *Compendium*, les jeunes générations médicales usaient leur temps à cet artifice de pathologie qu'on nomme la séméiologie et qui prétend, dans un cadre de pure convention, faire tenir un symptôme dans tous les cas où on le rencontre. On étudiait pour les examens et les concours le délire ou le vomissement, par exemple, à moins que, avec le classique Grisolle, on ne retînt par cœur toute la variété des symptômes d'une maladie qui, presque toujours, offrait, selon les cas, de la diarrhée ou de la constipation, de la fièvre ou de l'apyrexie, etc., c'est-à-dire les symptômes les plus opposés.

Les diathèses jouaient, à ce moment, un rôle prépondérant dans l'histoire des maladies générales. Tout ce qui était obscur était diathèse, et l'école allemande avait beau jeu de se moquer de cette conception creuse de nos pathologistes à qui le *mot* suffisait, mais qui n'ouvraient pas un laboratoire pour tâcher d'étudier la *chose.* Car il n'existait encore aucun laboratoire, et le premier que j'aie vu à Paris fut créé par Béhier, à l'Hôtel-Dieu, vers 1866. Et quel laboratoire! Mais c'était quelque chose de commencer, et Béhier eut ce mérite.

Quant à la chirurgie, elle se confondait avec la médecine opératoire et l'anatomie des régions. L'idée de l'antisepsie existait si peu et les ravages de l'infection purulente étaient si grands que Nélaton demandait une statue d'or pour celui qui supprimerait ce fléau.

Cependant quelques médecins gardaient dans un coin de leur enseignement ou de leurs livres le levain des idées fécondes : tel Trousseau, dont certaines pages sur la contagion, sur la graine et sur le terrain n'ont pas vieilli. Mais ces échappées sur un horizon voilé de brumes et même les admirables cliniques de ce grand maître, où l'art de l'exposition et de la peinture imagée des symptômes atteignait son extrême limite, ne pouvaient combler le vide, le néant des dé-

couvertes, des choses neuves, qu'on attendait et
qui ne venaient pas.

Elles vinrent cependant sous la double forme
de l'histologie normale et pathologique re-
nouvelée par la technique et les méthodes de
coloration inventées par Ranvier et Cornil et de
l'observation clinique appuyée sur l'anatomie
pathologique microscopique dans le domaine du
système nerveux. — Là, Duchenne de Bou-
logne fut le premier qui ouvrit la voie où Vul-
pian, Charcot et leurs élèves, les Bouchard, les
Joffroy, les Raymond, etc., s'engagèrent avec
eux. Charcot prit bientôt la tête et la direction
de cette phalange, et l'histoire de son enseignement et de ses découvertes date d'hier et reste
présente à toutes les mémoires. Mais il faut
avoir vécu et préparé ses concours de 1865 à
1875, comme je l'ai fait, pour bien comprendre
à quel point fut décisive l'intervention de Charcot et de sa méthode rigoureuse d'observation
dans les choses de la médecine. Et cela, non
seulement sur le terrain des maladies du système nerveux, comme on le croit généralement,
mais aussi dans toutes les directions. Sa méthode
d'*anatomie microscopique médicale* comprenait :
1° l'étude comparée de la position normale des
cellules, du tissu conjonctif, des vaisseaux d'un
organe ; 2° la lésion et les symptômes superpo-

sés terme pour terme dans cette histologie des régions.

Appliquée à la pathologie du foie, du rein, du poumon, de la moelle et du cerveau, cette méthode jette la plus grande clarté sur la symptomatologie, avec leurs variétés cliniques, des maladies de ces organes. Ce fut pour nous, dont les études avaient commencé dans le fouillis obscur des myélites, des hépatites, des néphrites..., un coup de lumière; et, sans exagération, on peut dire que les générations médicales formées de 1865 à 1890 ont procédé de Charcot surtout, ont subi la marque de son esprit, ont suivi ses méthodes, bref ont été directement ou indirectement élevées par lui.

De son côté, Ranvier au Collège de France nous donnait ses magnifiques recherches sur le tissu conjonctif et lymphatique, sur la cellule et le tube nerveux avec ses étranglements. Cornil et Ranvier publiaient leurs beaux travaux d'anatomie pathologique, etc. C'était la renaissance! et, avec Claude Bernard, le maître de la physiologie et de tous les physiologistes de son temps, la médecine française tendait à reprendre son rang et son influence directrice.

Pasteur apparut à ce moment, — vers 1880. J'ai tort de dire que Pasteur vint si tardive-

ment, car il avait déjà donné ses admirables
travaux sur les fermentations (1857-1871), sur
la génération spontanée (1860-1864), sur les
vers à soie (1865-1870). Mais quel est le médecin qui s'en occupait et pressentait l'avenir si
fécond contenu dans ces prémisses? Qui lisait ces
deux volumes de la maladie des vers à soie où
toute l'histoire de la contagion des maladies
humaines est contenue, où toute la prophy-
laxie est faite? Lister peut-être, assurément
même, puisqu'il l'a déclaré loyalement et en a
fait sortir l'antisepsie chirurgicale moderne.
Mais en France, dans toute cette belle période
de 1860 à 1880, la médecine était encore anatomique et symptomatique, elle n'était ni prophy-
lactique ni étiologique.

C'est après l'expérience de Pouilly-le-Fort
seulement (1881) et les communications diverses
de M. Pasteur sur le charbon, vers cette même
date, que les médecins commencèrent à regarder
de ce côté, mais timidement encore, lorsque la
découverte, par R. Koch, du bacille tuberculeux
dessilla tous les yeux (1882). Alors, mais alors
seulement, la médecine française s'agita et, de
toutes parts, s'empressa vers les laboratoires où
la bactériologie se faisait et pouvait s'étudier. Or,
le laboratoire de M. Pasteur était le seul laboratoire en France, à Paris du moins, où cette science

2

fût cultivée, et ce laboratoire était tenu rigoureusement fermé. M. Pasteur avait toujours
choisi, jusqu'à cette date, ses collaborateurs
parmi les élèves de l'École normale, et il repro-
chait à la médecine d'être surtout empirique et
de manquer d'esprit scientifique.

Cependant M. Straus, aujourd'hui professeur
de pathologie expérimentale à la Faculté, et moi
ensuite, nous réussîmes, grâce à l'intermédiaire
obligeant de M. Roux, à forcer les portes du
laboratoire de la rue d'Ulm.

On nous assigna rue Vauquelin une salle du
rez-de-chaussée où nous nous installâmes et tra-
vaillâmes, guidés et conseillés par M. Chamberland surtout. Déjà, quand je vins, M. Straus avait
publié avec M. Chamberland son beau travail sur
le passage des germes charbonneux à travers le
placenta.

Ainsi nous fûmes, M. Straus et moi, les deux
premiers médecins français étudiant la bactériologie. Mais déjà l'Allemagne nous avait dépassés
en technique microbienne et le laboratoire de
M. Pasteur, fidèle aux cultures en milieux liquides, négligeait l'art de colorer les microbes et celui
de les cultiver sur milieux solides. Ce fut M. Ba-
bes qui, venant d'Allemagne, fit connaître en
France, au laboratoire de M. Cornil, les méthodes de coloration des microbes alors usitées

au laboratoire de M. Koch. Et je crois bien avoir apporté de Berlin, après un voyage fait avec M. Brouardel pour la trichinose d'Emersleben (en novembre 1883), les premiers tubes de sérum sanguin gélatinisé.

Et pendant que les études sur la rage et la recherche de son microbe se poursuivaient rue d'Ulm, pendant que quelques médecins français commençaient ou mieux recommençaient leurs études, l'Allemagne nous donnait presque coup sur coup les importantes découvertes du microbe de l'érysipèle, de la diphtérie, de la morve, du tétanos, de la pneumonie, celui-ci reconnu en même temps en France par Talamon. Puis vinrent, avec le choléra de Toulon et d'Alexandrie, les missions françaises et allemandes et la découverte par Koch du bacille virgule. Désormais la microbiologie régnait en maîtresse, et la médecine d'observation cédait le pas, non sans protester par la bouche de M. Peter, à la médecine d'expérimentation. On sait le reste.

Revenons au médecin de la Teste et à 1836, à Jean Hameau.

Quelle a été sa part dans cette évolution médicale d'un demi-siècle? Bien petite assurément, nulle même si on veut, car ses méditations et ses écrits venaient beaucoup trop tôt pour être compris et agir sur ses contemporains. Et, l'eussent-ils voulu, ceux-ci n'auraient pu suivre l'impulsion donnée. Tout manquait, les instruments et la technique. Seule l'expérimentation telle que l'a comprise Villemin en 1865 était possible. Mais, quoique le terrain choisi par le médecin du Val-de-Grâce fût bien favorable à la démonstration *de visu;* quoique l'inoculabilité de la tuberculose fût d'une évidence lumineuse, elle fut niée en France et en Allemagne jusqu'en 1878, jusqu'à Cohnheim, presque jusqu'à R. Koch. Il y manquait le corps du délit, le microbe! Jean Hameau ne pouvait donc que pressentir la science du lendemain et la formuler en quelques phrases merveilleuses de sens et de finesse, mais il ne pouvait rien de plus.

Pour être quitte envers sa mémoire, il faut le placer dans le cadre des événements, à son moment, à son heure. Alors on est surpris de ce que cet homme isolé a deviné, a affirmé, sans pouvoir en donner la démonstration.

Je ne citerai que quelques passages de son mémoire : « Il y a des virus qui ne sont pas absorbés et portés dans le torrent de la circulation... : la teigne et la gale sont dans ce cas. D'autres sont promptement absorbés et agissent plus ou moins fortement dans l'économie avant de se montrer à sa surface. Telles sont la petite vérole et la rougeole. Il en est qui agissent visiblement sur le lieu où ils ont été posés, pour de là attaquer de proche en proche tout l'organisme. C'est ainsi qu'opèrent la syphilis et surtout la pustule maligne. Les uns agissent donc du dehors au dedans et les autres du dedans au dehors... » (Section XIII, § 56.)

A propos de la fièvre jaune et du choléra : « Lorsque ces virus s'avancent dans les terres *et voyagent au loin,* ce n'est en quelque sorte que par erreur de lieu et en passant d'un individu à un autre, parce qu'ils y trouvent tout ce qui est nécessaire à leur existence. Pendant qu'ils sont dans l'air, il faut qu'ils trouvent *à de courtes distances* des gîtes contenant leur nourriture et les facilités convenables à leur reproduction ; sans cela ils cesseraient d'être bientôt. » (Section XV, § 63.)

Et encore à propos de la variole :

« Ce qui se passe dans ce cas donne l'assurance que les virus *ont des germes qui les reproduisent,* que ces germes sont d'une grande ténuité, qu'ils ont la puissance de traverser toutes nos parties, de grandir à nos dépens et de vaincre toutes les forces vitales pour accomplir leurs destinées. Quand on s'occupe sérieusement de ce grandiose sujet, on est surpris que ces phénomènes si étonnants et si graves n'aient jamais fixé l'attention des savants pour en tirer des conséquences logiques, qui eussent pu, depuis longtemps, conduire à la parfaite connaissance de ces causes de maladies. » (Section XVI, § 77.)

Cela suffit pour me permettre d'affirmer que Jean Hameau en savait plus sur la médecine étiologique que toute la Faculté de 1840 à 1880, et que si M. Pasteur avait connu son travail il l'eût cité comme un de ses précurseurs. Car M. Hameau est beaucoup trop modeste en n'osant pas le dire de son père. Oui, J. Hameau fut un précurseur, et un précurseur scientifique. Je veux dire guidé par l'*observation* des faits qui l'entouraient, du malade et des maladies. Toutes les propositions fondamentales de son mémoire s'appuient sur des *faits* observés. Que pouvait-on lui demander de plus en 1836 et 1847? Il avait bien un microscope, mais quel microscope !

Fracastor, lui aussi, fut un précurseur instinctif et génial, également inconnu de M. Pasteur, j'en suis sûr. Et Raspail même, si l'on veut, mérite aussi ce nom, mais à titre empirique et grossier. Il suffit pour s'en convaincre de parcourir son *Histoire naturelle de la santé*. Quelle différence avec les écrits de Jean Hameau !

Certes, le pays qui vit naître cet humble et grand médecin de campagne, et aussi sa famille ont le droit d'être fiers de l'homme qui a découvert la *pellagre* et qui a signé l'*Étude sur les virus*.

J. GRANCHER,

Professeur de clinique des maladies des enfants
à la Faculté de Médecine de Paris.
Membre de l'Académie de Médecine.

Cambo, le 31 décembre 1894.

Arcachon, juin 1894.

En publiant, de nouveau, le mémoire sur les *Virus,* qui avait paru déjà, en 1847, dans la *Revue médicale,* de Cayol, j'obéis sans doute à un sentiment de piété filiale, mais j'espère aussi ramener dans le cours des documents historiques un travail passé à peu près inaperçu bien qu'il eût été adressé à la Société de médecine de Bordeaux, en 1836, et à l'Académie de médecine, en 1843.

C'est une simple page, un alinéa, si l'on veut, dans les annales de ces causes morbides animées qui tendent à prendre aujourd'hui une si large place, aussi bien dans la philosophie que dans la pratique des sciences médicales ; mais une page presque inédite et des premières en date.

Je la crois intéressante ; néanmoins j'hésiterais encore à la reproduire, sans le haut patronage qu'a bien voulu lui assurer M. le professeur GRANCHER, dont la *Préface* en dira plus long et mieux que je ne saurais dire.

Et cependant j'avais été encouragé par plusieurs éminents médecins de la Gironde ; par ceux qui avaient connu mon père, et par de plus jeunes qui ont eu sous les yeux l'*Étude sur les Virus.* Parmi ceux-ci je citerai le Dr Solles, agrégé de la Faculté de médecine de Bordeaux :

« Avant de terminer cette causerie (sur les travaux de Pasteur), nous devons, dit-il, un hommage à la mémoire de

Jean Hameau, médecin à La Teste. Hameau, bien avant les Cagniard-Latour, les Raspail, les Pasteur, et tous leurs élèves, avait pressenti la nature animale ou végétale des germes causes d'un grand nombre de maladies. Dans une *Étude sur les Virus* qui date de 1847, Hameau, déjà connu dans le monde médical par son étude sur la pellagre en France, expose avec une grande clarté que *les Virus se conduisent comme des êtres animés*. Il n'en donne pas la démonstration directe; mais, par l'observation attentive de la nature, par l'histoire des parasites des végétaux et des animaux connus à son époque, par la marche des maladies, il aboutit à des conclusions si logiquement déduites qu'on s'étonne aujourd'hui qu'elles aient passé inaperçues. Il arrive ainsi, par l'observation judicieuse de la nature, et les rapprochements qu'il opère entre des maladies connues dans leur origine et les maladies virulentes, à affirmer que les virus agissent à la manière des êtres vivants et provoquent dans l'homme les maladies les plus diverses. Il faut lire ce mémoire, d'ailleurs substantiel et court. M. Hameau y parle d'incubation et de multiplication de ces virus agissant à la manière des animaux ou des plantes, comme le ferait, de nos jours, un élève de Pasteur. Il ne se contente pas de cette idée générale, suffisante pour illustrer son nom; son observation le conduit à diviser les virus en visibles et invisibles, persistants ou passagers; en irritants, rongeurs, sédatifs ou septiques. On n'a pas encore trouvé mieux. — Un bon microscope, un bon laboratoire, moins bien outillé que celui du Collège de France, et notre modeste et sagace médecin de La Teste était une des plus pures gloires de la France. — Hameau est un précurseur dont le nom doit rester immortel dans les fastes de la médecine. »

Mais, en 1836, la microscopie histologique était dans l'enfance et la microscopie microbienne n'existait pas. Nul savant n'eût été en mesure de faire alors la démonstration expérimentale si lumineusement donnée depuis par les

Pasteur, les Koch, les Davaine, les Chauveau et leurs nombreux émules ou disciples.

Ce n'est pas que mon père n'eût compris toute l'importance d'une démonstration directe. J'ai là encore, sous les yeux, le petit microscope qu'il acheta sur ses économies laborïeusement acquises, et je n'ai pas oublié les heures qu'il passait à regarder patiemment, sous ces lentilles primitives, le liquide du vaccin ou de la variole, les pellicules de la rougeole et de la scarlatine, les squames et la sanie des pellagreux. Vains efforts ! la preuve, sans relâche poursuivie, fuyait sans cesse ! Cela n'empêcha pas le chercheur obstiné d'écrire au Dr Vénot qui lui avait envoyé une brochure intéressante sur la syphilis : « Vous êtes mieux placé que moi pour étudier. Cherchez, et vous trouverez, avec un bon microscope, la cause animée de cette maladie virulente que vous approfondissez avec tant de talent; cherchez, vous finirez par trouver. »

Il savait bien que, sans cette preuve matérielle, sa théorie n'était qu'une hypothèse et il répétait, faute de mieux, le mot de Laplace : Si l'on essayait de toutes les hypothèses que l'on peut former sur la cause des phénomènes on parviendrait, par voie d'exclusion, à la véritable ; le moyen a été employé avec succès. Il ajoutait aussi : Hypothèse pour hypothèse, la mienne vaut bien celles que j'ai trouvées dans les auteurs, et elle me satisfait davantage. Si je pouvais amener — c'était sa grande ambition — mes savants confrères à partager mes convictions, ils se livreraient à des recherches qui me sont interdites par mon isolement obligé; et ces recherches les conduiraient à rendre certaine la théorie qui m'apparaît comme tout à fait probable et satisfaisante.

Or, à l'époque où Jean Hameau parcourait, à cheval, les grandes landes et les grandes forêts de pins qui avoisinent le bassin d'Arcachon, méditant sur les inconnus de la vie et de la maladie, désespérant de jamais trouver lui-même l'infiniment petit qu'il proposait à la sagacité de ses confrères, quel était l'état de la science, au sujet des maladies virulentes? que pensaient les hommes les plus instruits; qu'enseignaient les traités classiques et les philosophes de la profession? que disait l'histoire?

De temps immémorial les grands observateurs avaient distingué des maladies ayant le pouvoir de passer, semblables à elles-mêmes, d'un individu à un autre. On leur donna le nom de maladies virulentes. Mais, il va sans dire que la notion du virus a varié autant que les doctrines médicales elles-mêmes, et que, en France, elle aurait sombré dans le tourbillon du Val-de-Grâce, si une phalange d'hommes éminents, ayant Laënnec à leur tête, n'avait assuré la tradition de la spécificité.

Laissant de côté toute autre théorie que celle des germes contagieux, dont l'*Étude sur les Virus* n'est que la logique déduction, et dont les découvertes de l'École pastorienne sont le majestueux épanouissement, nous voyons que la conception du *contagium vivum seu animatum* remonte fort loin, Varro et Columelle (*de Re rustica*) parlent de maladies dues à des insectes répandus dans l'air. Toute l'antiquité pensait d'ailleurs que les insectes inférieurs naissent de la pourriture et peuvent y prendre des propriétés venimeuses. C'est l'ébauche enfantine de la théorie parasitaire qui, s'épurant de siècle en siècle, arrivera à la démonstration scientifique de la pathogénie microbienne.

La première étape importante, après l'époque grécolatine, est marquée, au début du xvi° siècle, du nom de Fracastor.

Fracastor, médecin-poète, et médecin justement renommé, peut être considéré comme le premier des précurseurs qui ont eu l'intuition de la vérité. Voici comment il comprit les causes des maladies contagieuses :

Toute putréfaction est apte à reproduire une putréfaction semblable. Or, la contagion est une putréfaction restant semblable en gagnant d'un point à un autre, soit sur le même sujet, soit sur un second. — La contagion ne saurait être sans putréfaction, et cette putréfaction qui se produit en nous par les obstructions, la plénitude et autres vices des humeurs, doit arriver à un certain degré d'intensité pour que la contagion soit possible, et non seulement d'intensité, mais aussi de puissance d'action préparée par une lente et forte élaboration capable de produire une semence (*seminaria*) qui naît dans les putréfactions profondes, comme naissent, du sang, certains esprits semblables aux esprits qu'il renferme. Elle est constituée par une matière épaisse, visqueuse, apte à résister longtemps, comme les corps durs, à la décomposition, ce qui rend possible son transport à distance. Ces germes ont une antipathie non seulement matérielle, mais spirituelle, à l'égard des organismes vivants. Il est manifeste que des germes naissent ainsi dans la gale, les achores, la phtisie et aussi dans les fièvres dites pestilentielles. La cause en est que nos humeurs sont très aptes à entrer en putréfaction et que, dans ces putréfactions, si elles sont assez énergiques, naissent les germes de contagion lesquels peuvent passer d'un individu à un autre. Mais si cet autre est exempt d'obstructions, de plénitudes, de vices des humeurs et que le germe reproduise la même maladie, c'est donc que ce germe a suffi (*seminariis solis sufficientibus*). Il faut croire, dit Fracastor, que la semence possède une force qui la rend capable de se propager, et d'engendrer, à la façon des esprits (*dictum est eam seminariis esse vim ut sibisimile propagare et gignere possint sicuti et spiritus faciunt*).

Cette conception de la nature du principe contagieux est vraiment très remarquable pour l'époque où vivait son auteur, et j'ose dire qu'elle a été la plus médicale, la plus nette, la plus proche de la vérité parmi toutes les variantes qui en ont été données jusqu'au temps les plus proches de nous. Elle a toujours partagé, avec la théorie parasitaire, les faveurs des contagionnistes. Quant à la théorie des parasites proprement dits, insectes et helminthes, elle prit un grand crédit, vers 1750, par l'appui que lui donna Linné. Linné, par la voix de son disciple Nysander, affirma que la contagion est due à des insectes *acare*. Il arguait de ce que : 1° les maladies contagieuses ont une poussée exanthémateuse interne ou externe. Témoin la rage qui produit des pustules sous la langue des chiens. Dans toutes on constate une matière exanthématique dont l'efflorescence mitige la fièvre ; 2° elles agitent tout l'organisme et donnent lieu à une exaspération fébrile vers le soir ; 3° le froid les répercute, la chaleur tiède les modère, la grande chaleur les exaspère : on le constate dans la gale ; 4° elles sont utilement traitées par les anthelmintiques ; le soufre guérit la gale ; les mercuriaux, mortels à la plupart des insectes, guérissent la gale et la syphilis, préservent de la peste et de la variole. Le tabac tue les petits insectes et sa fumée dissipe les contages ; 5° le prurit se voit dans les maladies contagieuses, ce qui est évident pour la gale, la dysenterie, la rougeole, la peste, la syphilis, les pétéchies et la variole. L'action des saisons et des climats prouve encore qu'il s'agit d'insectes s'introduisant, les uns par l'estomac ou l'intestin, les autres par les voies respiratoires ou la peau. Ils mangent, ils aiment, se multiplient et meurent, comme tous les êtres vivants. De là ces paroxysmes diurnes ou saisonniers, desdites maladies. (*Ascarides rodendo cibum capientes certa hora diei, in recto pruritum excitant.*) Bartholin et Rolander ont, d'ailleurs, découvert des insectes dans les déjections des dysentériques, et l'*acutissimus* Réaumur a vu, dans une goutte d'eau très limpide, des milliers d'insectes si petits et imperceptibles qu'ils passent à travers le filtre.

On voit la différence énorme qui sépare les conceptions de ces deux grands esprits. Tandis que Fracastor observe en médecin, Linné se montre exclusivement naturaliste. Les motifs que celui-ci invoque, en faveur de la théorie parasitaire, sont superficiels, plus spécieux que solides, et

il n'est pas surprenant que, dans la suite, les contagionnistes
de quelque valeur se soient rangés, de préférence, sous
la bannière du célèbre médecin de Padoue.

Inutile d'ailleurs de rappeler leurs noms, puisque aucun
d'eux n'apporte dans la question une lumière nouvelle.
Pour ne prendre qu'un exemple, Cullen, qui les interprète
assez bien tous, définit la contagion : « des vapeurs qui
s'élèvent directement ou originairement du corps de
l'homme attaqué d'une maladie particulière, et qui excitent
le même genre de maladie chez ceux qui sont exposés à
son action. »

Voyons plutôt comment s'exprimaient nos plus proches
ancêtres du commencement de ce siècle :

Nacquart pense que « les maladies contagieuses ont pour
fondement un virus spécifique propre à chacune d'elles, et
qu'elles ne peuvent jamais se développer spontanément ».
La transmission s'opère par une absorption de la peau ou
des muqueuses, et cette absorption a tous les caractères
« d'une fonction qui s'accomplit suivant les lois physiologiques ». Quant à la nature des virus, Nacquart ne se pro-
nonce pas : « Il n'est aucun point en médecine qui l'emporte
sur celui-ci en obscurité. Des opinions contradictoires est
résultée l'incertitude que l'on trouve dans les écrits des
auteurs. Toutefois, en blâmant les travaux de ceux qui ont
traité de la contagion, les modernes peuvent-ils espérer de
débrouiller le chaos dans lequel est encore ensevelie son
histoire ? »

Il en doute fort ; cependant il est disposé à reconnaître
dans les virus des germes qui, toujours identiques, ne font
que se transporter d'un individu à un autre, presque sans
s'altérer.

« Nos livres, écrit Montfalcon, sont remplis de faits qui
attestent la puissance de ces êtres mystérieux. On les voit
cachés longtemps dans un lieu ignoré, réduits à l'inaction,
se réveiller enfin et, toujours inconnus dans leur nature,

altérer la vie dans son essence, troubler profondément, anéantir l'action des organes. — Beaucoup de maladies contagieuses ont été décrites, et cependant il n'est pas un seul virus dont l'existence ne puisse être révoquée en doute. M. Nacquart pose en principe que toute maladie contagieuse a pour fondement un virus spécifique, qu'aucun ne saurait naître spontanément, proposition qui nous paraît trop absolue... Il n'est pas prouvé que les maladies contagieuses ne puissent naître sans l'absorption préalable d'un virus, qu'elles ne puissent naître spontanément... De l'aveu des partisans des virus on ne sait rien de positif sur leur origine, et par conséquent il n'est pas certain qu'ils ne puissent naître spontanément. — Lorsqu'on écrit sur une question médicale, il est prudent de faire usage des mots : que sais-je ? peut-être ? — Y a-t-il ou n'y a-t-il pas des virus ? Tout médecin de bonne foi avouera qu'il n'en sait rien. »

Telle est la conclusion de Montfalcon, dans une grande publication (*Dictionnaire en 60 vol.* — 1815) chargée de produire l'inventaire exact de la science au moment où elle paraît. Ni la connaissance du *De Contagione* de Fracastor, ni la lecture des *Exanthemata viva* de Linné, ni la ferme opinion de Nacquart n'ont été capables de le soustraire au décourageant aveu d'ignorance qui régnait effectivement dans toutes les consciences médicales.

Aussi, lorsque le premier mémoire de Jean Hameau arriva à la Société royale de médecine de Bordeaux, y fut-il accueilli avec tous les égards dus à un confrère estimé, mais avec le sourire qu'on réserve à l'exposé d'une utopie chimérique.

« Notre laborieux confrère, le Dr Hameau, dit le Rapporteur des prix pour l'année 1836-37, a présenté une théorie des Virus dont on trouve des traces dans les archives de la Science. Il attribue les maladies virulentes à des animalcules. Tout ce que le raisonnement a de ressources, tout ce que le style a de puissance est employé par M. Hameau pour soutenir une opinion que le temps et de nouvelles expériences dégageront probablement du doute qui l'accueillera encore aujourd'hui. » — Et la Société accorda une 2e *mention honorable*.

Moins courtois, dans la forme, Ozanam écrivait, à la même époque : « Plusieurs auteurs ont avancé que les principes des contages non seulement émanent de la substance animale, mais même qu'ils sont organisés et animés... Frémont a prétendu qu'ils naissaient et se développaient dans le corps par la fermentation. Nous ne perdrons pas le temps à réfuter ces hypothèses absurdes. — Jusqu'à présent la Chimie a vainement travaillé à découvrir la nature spécifique de chaque contage. Il est probable que de pareilles recherches seront toujours vaines, et que ce labeur secret de la nature ne sera jamais révélé à l'homme. »

Dix ans après, Jacquot, de Lyon, s'exprimait ainsi : « La contagion, caractère éventuel, peut se joindre à beaucoup de maladies, peut manquer dans les cas où elle se voit communément, peut advenir dans des affections qui en paraissaient peu susceptibles... Les relations d'un malade avec un individu sain tendent à la communication de la maladie qui affecte le premier. Une affection d'abord limitée n'a pas besoin d'une grande énergie pour envahir l'organe voisin. Pour qu'elle pullule dans les lieux éloignés, il faut que la constitution du sujet fût imprégnée d'une tendance à la maladie, ou qu'il soit survenu une certaine modification de ses liquides. Enfin, pour que l'affection soit transmissible d'individu à individu, il faut diverses circonstances qui ne diffèrent des premières qu'en plus ; il faut qu'une profonde modification soit survenue dans nos liquides, produite par une sorte de corruption putride. »

C'est une réminiscence de la doctrine de Fracastor ; mais combien amoindrie et défigurée !

Rien ne saurait mieux nous faire pénétrer dans l'esprit des contemporains de Jean Hameau que la mémorable discussion du volumineux rapport de Prus, sur *la Peste et les*

Quarantaines à l'Académie de médecine, en 1846. Elle ne remplit pas moins de cinq séances.

Prus admet que la peste est transmissible, en dehors du foyer de production épidémique; mais il n'admet pas que la contagion soit due à des germes doués de vitalité : « Ce serait là une doctrine hypothétique, fantasmagorique, indigne de notre époque. »

Au contraire, M. Bousquet reconnaît que la contagion emporte avec elle l'idée d'un germe, d'une semence, d'un œuf élaboré par un corps malade.

A quoi M. Bégin réplique : « Comment discuter des œufs, des semences, des levains? Où nous arrêterions-nous dans l'histoire imaginaire de leur création, de leur évolution, de leur conservation? Comment proposer à l'autorité de lui faire adopter des dispositions préservatrices fondées sur d'aussi étranges fantasmagories? »

Pour M. Pariset « les émanations ou les miasmes des cadavres, et surtout des cadavres humains, sont les causes de la peste ».

Pour M. Rochoux : « Toute maladie contagieuse doit cette funeste propriété à l'existence d'un germe, ou virus, qui se produit chez les malades. Il diffère des poisons proprement dits en ce que ceux-ci agissent en proportion de leur dose. Au lieu de cela Fracastor a vu que le virus possède une véritable propriété de germination analogue à celle de la graine végétale. Parmi les maladies contagieuses les unes ont un germe persistant doué d'une grande puissance reproductrice. Ce sont la variole, le vaccin, la syphilis, la rage, la morve, la pustule maligne. Les autres ont un germe beaucoup plus faible, plus facile à détruire. Ce sont les typhus, au nombre desquels on doit comprendre la peste d'Orient, le typhus des camps, le typhus nosocomial, et le typhus amaril improprement confondu avec la fièvre jaune. — Suivant les fracastoriens, un virus spécial est l'unique cause des maladies pestilentielles. Il sort, par une sorte d'exhalation, des corps des malades ; ne se répand qu'à une petite distance dans l'air qui, au delà, garde toute sa pureté ; s'attache à certains corps appelés *contumaces*, lesquels sont susceptibles de le conserver intact pendant trente ans, et plus, et par conséquent de permettre le transport à des distances illimitées... Mais une absurdité révoltante, dans ce système, c'est de ne compter pour rien, dans la propagation du mal, la disette des vivres, l'accumulation des matières putrides, les altérations de l'air, et d'établir que, pour conserver sa santé, au milieu de pareilles circonstances, il suffit d'éviter tout contact médiat ou immédiat... M. Drogart s'est attaché à démontrer la génération spontanée du virus typhique qui, bientôt, ne sera plus contestée par personne. »

M. Castel et M. Hamon opinent dans le même sens, et M. Londe croit que la peste n'est pas transmissible d'un malade à un individu sain.

Mais cet éminent hygiéniste ne devait pas tarder à modifier son opinion. Voici ce que je lis dans une lettre qu'il adressait à mon père, le 22 octobre 1850 :

« J'ai retrouvé, beaucoup trop soigneusement renfermé, un *Mémoire* qui porte votre nom et qui a dû m'être envoyé du Secrétariat de l'Académie vers le mois d'avril 1843, puisqu'il a été reçu le 25 mars de la même année. Ce mémoire a pour titre : *Réflexions sur les Virus*. Je l'ai lu, comme rapporteur chargé d'en rendre compte. Il m'a paru extrêmement remarquable, et d'un intérêt si grand que, depuis plus de vingt ans, je n'ai été aussi vivement impressionné par aucun ouvrage de médecine. Votre œuvre, interprète de faits jusqu'alors restés inexpliqués, ouvre un nouvel horizon à l'étiologie et à la thérapeutique de plusieurs maladies terribles, et montre le seul chemin qu'on doive suivre désormais pour en délivrer l'humanité. »

Le rapport de M. Londe, comprenant un emprunt *in extenso* des principaux chapitres du Mémoire, et une analyse serrée du reste, avec commentaires importants et intéressants, fut tout à fait élogieux. L'Académie décida « de donner à M. Hameau une haute marque d'approbation : 1° en lui écrivant une lettre de remerciements ; 2° en inscrivant son nom au nombre des candidats aux places de correspondants nationaux. »

Le très honorable accueil fait par l'Académie au travail de J. Hameau le fit sortir un peu de l'oubli ; mais ne lui valut guère d'adeptes.

Bientôt, Anglada lui consacrait une page dans son *Traité de la Contagion* (1853) : « M. Hameau, que j'ai déjà nommé avec éloge, à l'occasion de la pellagre[1], a cherché à rajeunir, dans ses *Réflexions sur les Virus*, la théorie un peu surannée des épizoaires. Son travail renferme des aperçus ingénieux ; on y sent une connaissance complète des faits pratiques qu'il s'agirait d'expliquer. Mais la prémisse qui le domine n'a pu se soutenir qu'à l'aide d'hypothèses dont la légitimité est plus que suspecte et qui s'adresse bien plus à la foi qu'à la raison médicale des lecteurs. Sans doute, par sa théorie, il rend compte de la diversité des virus, de la durée variable de leur incubation, de leur multiplication dans le corps où ils se déposent, de la faculté qu'ils ont de se laisser transporter à des distances très grandes sans rien perdre de leurs vertus, de leur appropriation à certaines espèces d'animaux et à l'homme, etc., mais on sent bien qu'il manque à tout cela une vérification et qu'on ne peut sérieusement faire à l'auteur toutes les concessions qu'il demande. »

Dix ans après, Michel Peter critique encore l'hypothèse maîtresse du Mémoire de Jean Hameau, mais non sans lui faire quelque concession : « Varron avait placé la cause de

---

1. J. Hameau fut le premier à signaler la pellagre, en France. Il l'observait dans les landes de Gascogne depuis 1818. Il adressa une première communication à ce sujet à la Société de médecine de Bordeaux, en 1829.

la contagion dans des microzoaires. Linné vint prêter son appui à cette théorie par la découverte de l'acarus de la gale [1]. M. Hameau a renouvelé cette hypothèse, mais sans l'étayer de faits bien importants. Il admet des microzoaires persistants ou passagers, des microzoaires visibles ou invisibles; mais l'invisibilité ne sera jamais un argument scientifique. Une chose certaine, c'est qu'il y a une grande analogie d'effets entre les virus et le champignon de la muscardine. Nous voyons, en étudiant les effets du *Botrytis bassiana*, un atome imperceptible allumer de vastes foyers épidémiques chez le ver à soie. Voilà un parasitisme végétal qu'on ne peut se défendre de rapprocher, par ses conséquences, de celles de l'inoculation d'un virus. »

Sans aller jusqu'à admettre la nature vivante des virus, Peter reconnaît que le virus est « une espèce de semence morbifique ». Il critique fort, d'ailleurs, comme entaché d'esprit métaphysique, le système de Henle. Ce savant, que l'on veut regarder, en Allemagne, comme un précurseur de Pasteur, avait avancé, en 1840, que les maladies contagieuses sont dues à des particules organiques émanées d'un organisme vivant, conservant la vitalité pathologique. Cette conception ne diffère pas essentiellement de celle de Fracastor dont la grande figure domine de très haut tous ses interprètes à travers les siècles.

Quelques pathologistes ou physiologistes, tels que Dubois (d'Amiens), Littré et Robin, étaient entrés dans les vues de Henle, dont la donnée principale relevait d'une bonne observation, mais à laquelle manquait la perception d'une cause hétérogène animée, telle que l'avait affirmée Jean Hameau, et que devait, plus tard, la démontrer l'école pastorienne.

En même temps que la thèse de Peter (*Thèse d'agrégation,*

1. Le Sarcopte de la gale, signalé par Avenzoar, montré par Mouffet (1634), est vu au microscope et grossièrement décrit par Hauptmann en 1657.

1863), une communication du Dr Stanski à l'Académie, et une thèse d'agrégation de Xavier Gouraud complètent nos renseignements sur l'état de la question, vers l'année 1865.

Stanski : « Les maladies dont la contagion n'est contestée par personne introduisent dans notre organisme un principe, un ferment, un virus, appelez-le comme vous voudrez, dont la nature est aussi inconnue que l'existence en est indubitable. »

« Ce qui frappe le plus l'esprit, dans l'étude des maladies épidémiques, dit M. X. Gouraud, c'est la nécessité de leur reconnaître ce caractère spécifique qui joue bien certainement le principal rôle dans l'évolution de ces germes morbides inconnus dans leur nature et qui sont surtout remarquables par ce fait qu'ils produisent des maladies toujours identiques à elles-mêmes; or nous vu que les maladies épidémiques avaient ce caractère général bien reconnu d'être, dans une certaine mesure, semblables à elles-mêmes. De sorte que, si ce que nous venons de dire de leurs causes est vrai, il s'ensuit que toutes les maladies épidémiques sont spécifiques. »

M. Gouraud pense, avec Trousseau, Bretonneau et bien d'autres, qu'une maladie infectieuse à l'origine peut devenir contagieuse, puis cesser de l'être : « Est-ce à dire que le choléra, qui habite les bords du Gange, ne puisse suivre une marche purement épidémique et envahir le monde par bonds capricieux sans l'intermédiaire de la contagion? Assurément non, et il serait contraire à une saine appréciation des faits de penser qu'une maladie épidémique, contagieuse à un moment donné, doit toujours l'être. »

Hardy et Béhier enseignent que le mot virus doit être réservé pour désigner « l'élément morbide inconnu dans sa nature, mais pouvant se transmettre par inoculation d'un liquide fourni par l'économie infectée, et qui paraît être, en quelque sorte, le produit d'une élaboration particulière ».

Dans le *Traité d'hygiène* de Michel Lévy, on peut lire :

« Quel est l'élément contagieux? Dira-t-on, avec Dupuytren, qu'il se développe, au dedans de chaque malade, une espèce de germe, un virus, ou qu'il se forme autour de lui une atmosphère chargée du principe de la maladie et que, par l'intermédiaire de ce germe, de ce virus, le mal peut s'étendre à d'autres individus? La solution rigoureuse de ces problèmes est impossible. »

On pourrait citer à l'infini des jugements analogues. Il me paraît préférable d'emprunter immédiatement à la monographie de H. Bernheim, dans le *Dictionnaire encyclopédique*, de Dechambre, l'opinion courante, au moment des premières révélations de l'école pastorienne.

« La gale, qui, pour Rochoux et tous les médecins jusqu'à lui, était une maladie contagieuse, cesse de l'être pour Trousseau. Pourquoi? Parce que, en 1834, il a été démontré à tous les yeux que le principe qui rend la gale transmissible est un animal parasitaire ayant une vie indépendante de l'homme sur lequel elle vit. Ce n'est donc plus un principe mystérieux élaboré par l'organisme qui fait que la maladie se communique; dès lors elle cesserait de mériter le nom de contagieuse parce que, comme dit Trousseau, on en saisit le principe matériel et que le principe contagieux des autres échappe à l'observation. Donc, si nous voulons être logiques, le jour où les contages de la variole, de la scarlatine, etc., pourront être isolés, sous le champ du microscope, et qu'ils n'auront plus ce caractère mystérieux dans leur essence et leurs rapports avec l'organisme, ce jour-là lesdites maladies ne devraient plus être rangées parmi les contagieuses...

« Des hypothèses diverses ont été édifiées sur la nature des contages. Celle qui tend à prévaloir aujourd'hui est la doctrine parasitaire... Parmi les partisans de cette doctrine on peut citer Athanasius, Kircher, Lancisi, Vallisniéri, Réaumur, Linné. Mais les auteurs les plus remarquables n'arrivèrent qu'à une conception très grossière; d'autres se perdirent dans les divagations les plus étranges... Vers le milieu de ce siècle, cette doctrine était généralement abandonnée, comme une élucubration de l'esprit sans base scientifique. Parmi les sommités médicales, Henle était peut-être le dernier qui, ayant défendu, en 1840, avec une grande vigueur, la doctrine du *contagium verum*, la défendait encore résolument en 1853. — Dans ces dix dernières années la théorie parasitaire a repris un crédit considérable, grâce à de nouvelles recherches et à des données plus positives.

« Je pense, comme Gallard, que les maladies parasitaires doivent être franchement considérées comme les types des maladies contagieuses et qu'elles fournissent l'argument le plus péremptoire, par induction, en faveur de la nature parasitaire des maladies contagieuses. »

C'est avec la même pensée que J. Hameau avait, quarante ans auparavant, choisi la gale comme type et comme grossissement gigantesque et accessible des phénomènes essentiels qui caractérisent toutes les maladies contagieuses. Mais il n'avait ni méconnu ni éludé aucune des difficultés du problème. Toujours conséquent avec sa conception de la cause animée il ne reculait pas devant le démenti que semblait lui infliger, par exemple, le travail des fermentations. Je puise, dans une lettre qu'il adressait à la Société de médecine de Bordeaux, le 5 mai 1849, les fragments suivants :

« J'ai vu que, pendant une de vos conférences, il s'est agi de mon mémoire sur *les Virus*. M. Jeannel vous a présenté une note dans laquelle il combat mes opinions. D'après cet honorable confrère il y a certaines combinaisons moléculaires inorganiques, mais surtout organiques, de même que certaines fermentations spontanées, ou que la chimie peut opérer, qui produisent des effets semblables à ceux des virus. Or voici ce que j'ai écrit, dans mon mémoire, au sujet des fermentations : «... Cet observateur mettra toute la nature à contribution ; il la consultera dans tout ce qu'elle pourra montrer à ses yeux, à ses instruments et à son esprit. S'il s'adresse à la matière inerte, il trouvera le commencement de ce qu'il cherche, dans certaines fermentations, surtout *dans les fermentations panaire et acétique*, qui lui montreront les trois temps caractéristiques et dont les produits, s'il les examine bien, ne lui paraîtront pas étrangers à la vie. » Vous voyez que lorsque je fis ce mémoire je reconnaissais qu'il y avait de l'analogie entre certains ferments et les virus ; mais les parasites connus me fournissant des caractères plus tranchés et me donnant pour guide l'acarus de la gale, je dus les préférer aux ferments dans les exemples que je pouvais donner. »

Ce qui, aux yeux de J. Hameau, permet d'établir une différence entre la signification des mots *ferment* et *virus*, c'est que les fermentations se passent en dehors des organismes vivants et que les virus exercent leur action sur les corps actuellement animés.

Dumas ne devait pas tarder à reconnaître que les fermentations sont des phénomènes de même ordre que ceux qui caractérisent l'accomplissement régulier des actes de la vie animale. Et, en 1863 seulement, Béchamp se faisait honneur de démontrer que le ferment est un être organisé qui vit, se reproduit et meurt, et dont le germe existe dans l'air.

Toutes vérités qui ont singulièrement fait fortune depuis cette époque regardée déjà comme légendaire ; mais vérités que Jean Hameau était seul à affirmer avec une foi inébranlable dans les lois simples et infaillibles de la nature.

Et maintenant, parlerai-je du pamphlétaire Raspail, dont le système n'est autre que l'acarisme de Linné poussé jusqu'à l'extravagance ? — Oui, parce qu'il a pu venir à la pensée de quelques-uns, même parmi d'honorables académiciens, que J. Hameau s'était inspiré de cette élucubration retentissante autant que peu scientifique. C'est ce que nous apprend une lettre de M. Londe, datée du 6 avril 1851 :

« Mon rapport sur votre travail, que vous avez lu dans le *Bulletin*, a été, sous le plus futile prétexte, en dépit du sens commun et de la parole de Baillière, toujours si loyalement tenue, falsifié en beaucoup d'endroits, et falsifié *postérieurement* à la correction que j'avais faite moi-même de l'épreuve. Cette correction en a rendu un passage privé de sens. Ainsi, voulant écarter de vous, dont l'ouvrage était reçu au secrétariat de l'Académie le 25 mars 1843, et, dès 1836, à la Société de médecine de Bordeaux, tout soupçon de plagiat à l'égard d'un auteur déjà célèbre, avant que l'étrangeté des opinions qu'il ressuscite n'eût rendu son nom populaire, j'avais fixé l'année et le mois (20 mai 1843) auxquels a paru le premier ouvrage de cet auteur. Or, voilà que, d'un trait de plume, mon intelligent correcteur supprime la date et la mention de cette publication, qui n'intéressent pas seulement la science, mais encore et surtout votre honneur, votre probité scientifique.

« Je ne crois pas, je n'ai jamais cru à un plagiat de votre part. Pareil soupçon n'aurait pas le sens commun. Les auteurs que j'ai cités ont fait intervenir les animalcules partout, pour toutes les causes de maladies, sans tenir compte des causes consistant dans la seule transgression des lois de l'hygiène, sans distinguer de ces maladies celles dont on ne peut expliquer le développement que par l'intervention d'une cause animée. Aucun d'eux n'a donc eu en vue les virus, au moins d'une manière spéciale. D'ailleurs, le seul auteur que vous auriez pu connaître a écrit après vous. »

Jean Hameau est-il un précurseur de Pasteur ? En un sens, non ; car il ne l'a pas précédé dans la même carrière. Médecin, journellement aux prises avec les difficultés de la profession, méditatif en face des problèmes qui se dressaient sans cesse devant lui, tourmenté par l'incertitude des doctrines régnantes, sollicité à rechercher les causes de maladies aux allures mystérieuses ; conduit par l'observation et le raisonnement, J. Hameau reconnut et affirma les signes certains de la vie dans les agents des maladies contagieuses. Plusieurs, avant et après lui, ont eu la même pensée ; les uns l'ont vaguement ou incomplètement indiquée ; les autres l'ont noyée dans un système de parasitisme général que rien ne justifie ; aucun, me semble-t-il, n'a donné à la démonstration théorique une forme plus saisissante et une base mieux assise sur la saine interprétation des faits.

M. Pasteur n'est pas médecin : savant physicien et chimiste de haute portée, c'est par l'examen de l'assymétrie des acides tartrique et paratartrique dans laquelle il a deviné une loi nouvelle des propriétés moléculaires de la matière organisée, en présence des molécules minérales en voie d'arrangement, qu'il prélude à la série ininterrompue d'admirables découvertes qui le conduisent logiquement de l'étude des ferments à la culture des micro-organismes, et de la cure des vins malades, à la cure ou à la préservation des plus redoutables contagions des hommes et des animaux.

Expérimentateur patient et sagace jusqu'au génie, M. Pasteur a trouvé mieux que des résultats expérimentaux ; il a trouvé la méthode, méthode des cultures virulentes et procédés d'atténuation des virus. C'est par là qu'il marque le point de départ d'une ère nouvelle, et qu'il est sans ancêtres, à moins qu'on ne veuille regarder comme tels Jenner, dans le dernier siècle, ou les Chinois inoculateurs des siècles passés.

Si l'on veut bien se reporter à chaque époque, on conviendra que Jean Hameau, n'ayant pas d'autre instrument à sa portée que la clinique et le raisonnement, est arrivé à affirmer la nature vivante des virus et à prédire la future vérification de son hypothèse par les preuves directes, alors que les meilleurs esprits traitaient cette conception de chimérique.

N'est-ce pas comme la fin d'une longue période prépara-
toire, avec le pressentiment nettement accusé, chez le médecin girondin, des conquêtes réservées aux méthodes sévères
qui, de la physique et de la chimie vont s'étendre à toutes
les branches de la biologie ?

Dans cette aurore de rénovation scientifique apparaît
Pasteur, entouré d'émules et de disciples. Chacune de ses
découvertes est recueillie, éprouvée, appliquée par une
pléiade d'infatigables travailleurs.

Désormais le progrès est assuré ; d'hypothétiques, les
connaissances en physiologie, en pathologie, deviennent
chaque jour plus positives, et l'on peut prévoir le moment
où, sans cesser d'être un art toujours très délicat et difficile,
la médecine sera une science au même titre que les sciences
d'analyse et de synthèse, qui ont élevé M. Pasteur à la plus
pure gloire qui puisse couronner une existence de savant.

Dr G. HAMEAU.

Un jeune médecin, très distingué déjà, M. Théophile Roussel,
étant allé à La Teste, en 1847, pour étudier la Pellagre landaise
auprès de Jean Hameau, fut séduit par la lecture du mémoire
sur les virus. Il l'emporta à Paris et le fit paraître, à la fin de la
même année, dans la *Revue médicale* (de Cayol).

C'est ce texte qui est fidèlement reproduit ici. Les mots impri-
més en *italiques* ont été soulignés par l'auteur lui-même. L'observation n'est pas sans importance ; car on peut dire que les mêmes
mots seraient soulignés aujourd'hui par un lecteur attentif.

ÉTUDE

SUR

LES VIRUS

Partout la vie est dans la vie,
et partout la vie dévore la vie !

AVANT-PROPOS

Je me propose d'exposer ici ce que je puis connaître, ou, pour mieux dire, ce que je pense sur les
virus. Ce sujet est tellement ardu, qu'on peut le
considérer comme placé, par sa nature, au point cul-
minant de la science. Aussi n'ai-je pas la prétention
de le traiter avec toute l'étendue et toute la perfection qu'il exige, parce qu'il n'y a que le savoir et le
génie réunis qui en soient capables ; mais comme il
me paraît extrêmement utile à connaître, et qu'on
s'en est peut-être trop peu occupé jusqu'à ce jour, je
voudrais essayer d'en dire quelque chose de nouveau, *en m'appuyant sur les lois générales de la
nature*, et, par ce moyen, faire connaître le fruit de
mes méditations.

Il y a des auteurs d'un grand mérite qui ont nié
l'existence des virus, et d'autres, non moins méri-
tants, en ont admis un très grand nombre. Il me

semble que c'est pour n'avoir pas bien défini et bien
étudié ce qu'on doit entendre par virus, que ces
auteurs ont eu des opinions si opposées. Maintenant
on admet assez généralement leur existence. Malgré
cela, nous ne savons guère plus que le vulgaire ce
qu'ils sont dans leur *essence intime ;* de telle sorte que
si l'on nous demande ce qu'est un virus, nous
sommes forcés de convenir que nous n'en savons
rien. Les mots venins, poisons, miasmes et virus,
se confondent tellement dans notre esprit, que nous
ne saurions, dans tous les cas, tracer une ligne qui
les séparât avec précision.

Dans cette incertitude, et j'ose dire dans cette
ignorance où nous sommes sur cette matière, je ne
vois qu'un moyen qui puisse nous conduire avec
assurance dans la voie de la vérité; ce moyen, c'est
la méthode comparative et analytique, appliquée aux
choses de la nature qui ont du rapport à ce grave
sujet : je la suivrai donc autant qu'il me sera possible, afin, s'il se peut, de ne pas me fourvoyer, et
d'arriver à quelque heureux résultat.

Peut-être qu'on me demandera : « Est-il prudent
de s'occuper d'un sujet aussi obscur? N'est-ce pas
une grande témérité de vouloir soulever le voile dont
la nature se plaît à s'envelopper? Est-il donné à
l'homme de pénétrer sa pathogénie? Ne vaut-il pas
mieux suivre la route commune, c'est-à-dire s'attacher à l'observation exacte et rigoureuse des phénomènes que les virus produisent sur l'économie? »

Je répondrai : 1° Il me semble que, quelque obscur
que soit un sujet c'est une impérieuse obligation,
pour un médecin, de chercher à le bien connaître,

lorsqu'il présente une utilité réelle. 2° Je conviens que c'est à moi une grande témérité de le tenter : la froide raison me le dit ; mais la vérité me presse ; et, sans consulter mes forces, je lui obéis. 3° Quelque borné que soit l'esprit de l'homme, il est parvenu à ravir à la mystérieuse nature quelques-uns de ses secrets ; et tenter de lui en ravir dans cette circonstance c'est remplir un devoir. 4° Rechercher ce que peuvent être les virus n'empêche pas qu'on ne puisse, et même qu'on ne doive, continuer l'observation exacte des maladies qu'ils produisent ; mais cette recherche, si elle était bien faite, pourrait avoir pour résultat de rendre la théorie de ces maladies plus rationnelle, et leur thérapeutique plus efficace.

J'aime peu les innovations en médecine, parce que j'en connais le danger, et cependant je suis conduit par une force irrésistible à exposer des idées nouvelles qui sont le résultat de profondes méditations et de quarante ans d'expérience ! Dans cette position, voulant être utile et non semer l'erreur, j'ai pensé que le meilleur moyen de remplir convenablement ma tâche c'était de soumettre mon travail au corps médical, non pour lui imposer mes idées, mais pour le mettre à même de les examiner, de les juger, et, s'il y avait lieu, d'en tirer quelque bon fruit.

En 1836 j'adressai un aperçu de ce sujet à la Société royale de médecine de Bordeaux, et j'envoyai un mémoire sur le même sujet à l'Académie de Paris en 1842.

PREMIÈRE PARTIE

SECTION PREMIÈRE

MOTIFS DE L'OUVRAGE, ET DIFFÉRENCE ENTRE LES
MIASMES, LES VENINS, LES POISONS
ET LES VIRUS

1. Le devoir le plus important du médecin, c'est
de travailler, autant que possible, à la connaissance
des causes des maladies, parce qu'elle conduit ordinairement à celle des remèdes qu'il doit leur opposer; mais c'est surtout à pénétrer les causes des
épidémies qu'il doit s'attacher, parce qu'elles sont
les moins connues et les plus dangereuses. Il y a
plus de deux mille ans que ce devoir a été compris.
Notre maître à tous, le divin vieillard de Cos, en
fait un précepte en ces termes : « Il faut pénétrer
promptement dans la nature des épidémies régnantes. » (Pronostics.) Ardemment désireux de le
suivre, ce précepte, j'ai principalement porté mon
attention sur ces vastes causes qui semblent envelopper la terre par l'étendue de leurs effets, qui nous
attaquent le plus souvent sans qu'elles apparaissent,

4

et presque toujours sans que nous puissions les éviter. Cette étude m'a conduit à la proposition suivante : :

2. Toutes les maladies sont étrangères à l'homme ; elles lui sont venues de ce qui l'environne et de ses excès ; car la nature, également féconde pour créer et pour détruire, avait trouvé dans le seul mouvement organique la cause de la vie et de la mort. Ce que je dis ici doit être pris dans un sens général, et seulement relatif à l'espèce ; par conséquent les maladies dites héréditaires, ne changent en rien cette vérité.

3. Les causes de destruction qui maintenant assaillent notre être, n'importe d'où elles naissent, sont accessibles à nos sens, ou seulement appréciables par notre esprit. Les virus appartiennent presque entièrement à cette dernière classe ; car ce que nos sens nous en font connaître est peu de chose, et il faut que l'esprit leur soit en aide pour comprendre seulement leur existence, ou pour en avoir quelque faible idée.

4. Afin de suivre avec assurance le sentier épineux que je vais parcourir, il est indispensable de distinguer du sujet principal tous les objets qui pourraient gêner par l'apparence de similitude qu'ils ont avec lui. A cet effet il convient de les bien définir, ou de les décrire selon leur manière d'être, afin qu'ils ne puissent plus être confondus ensemble. Je vais donc examiner ce qu'on entend par miasme, épidémie, poison et venins, tous objets très différents des virus. Ceci n'est point inutile, car j'ai entendu, même des gens de l'art, répondre lors-

qu'on demandait ce que c'est qu'un virus : « C'est un miasme, c'est une épidémie, etc. »

5. On donne le nom d'épidémie aux maladies qui attaquent beaucoup de personnes en même temps, et dans le même pays, quelles que soient les causes qui les produisent : ainsi, il y a des épidémies de variole, de scarlatine, de fièvres intermittentes, de peste, etc. Ce n'est donc qu'un mot générique qui ne désigne en particulier aucune des causes productrices des maladies, mais qui exprime seulement toute l'étendue de leurs effets. Les miasmes sont des émanations de la terre, ou des matières qui y sont en corruption, capables de causer des maladies non contagieuses. Ainsi, par exemple, on ne peut guère douter que les fièvres intermittentes ne soient produites par certaines émanations de la terre ; mais, comme elles ne sont pas contagieuses, ces effluves ne sont pas des virus. Les poisons sont des substances fournies par les trois règnes, qui, prises intérieurement ou appliquées sur nos parties, *en petite quantité*, peuvent altérer profondément notre être, et même donner la mort. Les venins ne sont produits que par le règne animal, et peuvent causer les mêmes effets que les poisons : ils n'en diffèrent même bien que par leur origine, et ordinairement par une moindre activité.

6. Les miasmes ne peuvent pas être aperçus par nos sens, mais nous pouvons voir les poisons et les venins. Quelle que soit la violence avec laquelle agissent sur nous ces trois substances, *elles s'affaiblissent pendant leur action*, parce qu'elles s'étendent et se décomposent en décomposant nos parties, *et*

leurs effets sont toujours instantanés, s'il y en a une quantité suffisante. Elles obéissent aux lois des affinités chimiques; car leur action n'est remarquable que lorsqu'elles ont pu vaincre la résistance qui leur est opposée par les forces vitales.

SECTION II

PATHOGÉNIE DES VIRUS

7. Mais il y a dans la nature un genre de matière qui, introduite en nous, y produit des phénomènes qui n'ont rien de commun avec ceux causés par les substances que je viens de citer, *et qui agit d'après les lois qui lui sont propres.* Tantôt cette matière est visible, tantôt elle ne l'est pas. Elle pénètre en nous par un contact médiat ou immédiat. Ses effets sont extrêmement variés : quelquefois ils sont bornés à une seule de nos parties, mais le plus souvent ils s'étendent sur tout le corps, et peuvent l'altérer au point de causer la mort.

8. En considérant cette matière d'après la diversité des manières dont elle arrive en nous, et d'après la variété des accidents, on voit qu'il y en a de plusieurs espèces qui, néanmoins, se ressemblent sous bien des rapports, et qui paraissent former, si j'ose m'exprimer ainsi, comme une même famille.

9. Lorsque cette matière s'introduit en nous, n'importe comment, *elle reste un certain temps dans l'inaction, pour apparaître ensuite sous la même forme qu'avait celle qui lui donna naissance, et toujours avec un accroissement prodigieux.*

10. Cette matière a reçu le nom générique de virus.

11. Rien n'est plus digne que ce difficile sujet de fixer l'attention des savants qui étudient la nature, et surtout des médecins philosophes. En effet, quoi de plus étonnant, de plus terrible, et pourtant de plus merveilleux, qu'un atome d'un fluide, ou d'un liquide, capable de se multiplier à l'infini, et de porter dans tout notre être un tel trouble, un tel désordre, que toutes les puissances qui nous animent soient subitement ébranlées et même anéanties ? Pour moi, sans prétendre au titre de savant, ni à celui de philosophe, j'ai toujours été frappé des phénomènes que présentent les maladies virulentes, et j'en ai fait un des principaux objets de mes méditations. J'ai cherché à connaître ce que les meilleurs auteurs ont pu dire sur cela, et je n'ai pu rien trouver qui satisfît pleinement mon esprit, ni qui portât un grand jour sur ce grave sujet. Il m'a semblé qu'on ne l'avait pas assez étudié conformément aux lois générales et immuables de la nature; c'est pourquoi je l'ai examiné sous ce point de vue. J'ai fait des rapprochements, des comparaisons, entre les virus et certains autres objets, qui se présentaient à mon observation dans de grands tableaux qui m'étaient offerts par une nature agreste, au milieu de vastes solitudes que je parcourais chaque jour, pour remplir les devoirs de mon état. *J'y ai vu des épidémies de toutes sortes sur les plantes, produites par des multitudes d'animaux divers, qui les attaquaient pour s'y nourrir et pour s'y régénérer.* J'observais que ces animaux procédaient comme certaines épidémies qui attaquent l'homme; c'est-à-dire, *en parcourant ces trois temps caractéris-*

tiques par lesquels tous les êtres sont initiés à la vie ; savoir : *la contagion, l'incubation et la multiplication.* En avançant dans cette étude, je suis resté convaincu qu'il y avait la plus grande similitude entre les virus et ces animaux parasites qui, en s'introduisant dans d'autres corps vivants, y incubent, y vivent à leurs dépens, ainsi que leurs générations, et qui finissent aussi souvent par les tuer. Reconnaissant une sorte d'identité entre tous ces effets, j'ai dû aussi en supposer entre l'essence des causes, et alors je me suis dit : *Il faut que les matières virulentes aient un principe de vie, puisqu'elles agissent comme des insectes parasites ;* car il n'y a que les corps animés qui puissent se nourrir et s'engendrer toujours de la même manière.

12. Ainsi l'étude de deux des plus grands actes de la nature, qui semblaient distincts, nous prouve qu'ils ont entre eux la plus grande analogie, ou pour mieux dire, elle vient nous convaincre qu'ils ne sont qu'un seul acte, exécuté par des causes en apparence dissemblables, mais qui ont en réalité la plus grande similitude. En effet, d'une part, nous observons qu'une matière, sous la forme d'un liquide, mais plus souvent sous une forme éthérée, agit sur les êtres qu'elle attaque avec toute la puissance, et toutes les circonstances qui semblent n'appartenir qu'à des animaux, et elle manifeste plusieurs de leurs qualités. Comme eux, elle se reproduit par sa propre force ; comme eux, elle triomphe des lois qui sont imposées à la matière inerte. De l'autre part, nous voyons une infinité d'insectes différents s'introduire dans les plantes, et même dans les animaux, pour se nourrir de leurs

sucs, et pour y élever leurs postérités. Ici, c'est un Cynips qui entre dans un fruit qu'il corrompt ; là, c'est un fort Diplolèpe qui perce le corps d'un arbre, et qui ne le quitte qu'après l'avoir tué. Tous les êtres qui respirent, tant les habitants des mers que ceux de la terre, sont sans cesse assaillis par de ces redoutables animaux, et aucune de leurs parties n'en est exempte. Un fort entozoaire se placera dans les intestins, un filaria dans l'œil, un cysticerque dans le foie ou même dans l'épaisseur des os, etc., et tous ces cruels parasites, si faibles en apparence, conduiront plus ou moins promptement à la mort l'arbre altier, le poisson monstrueux, le vigoureux quadrupède et l'homme même !

13. Hélas ! tous ces effets, si funestes et incessants, nous rappellent en vain cette loi cruelle, mais nécessaire à l'harmonie de l'univers :

> Partout la vie est dans la vie,
> Et partout la vie dévore la vie !

14. Oui, j'ose le dire, ces graves sujets n'ont pas encore été compris, ou du moins ils n'ont pas encore été considérés avec cette vive sollicitude qu'ils méritent. *Quelque fugaces, quelque subtils que soient les virus, ils sont de la matière ; ils ont des corps ; ils occupent des lieux dans l'espace ; ils sont en contact et en rapport d'action ou de ressemblance avec d'autres corps ; en un mot, ils sont dans la nature et soumis à ses lois.* Nous pouvons donc espérer de parvenir à les connaître intimement, si nous les étudions d'une manière rationnelle. La plupart des médecins, qui se sont occupés des maladies virulentes, ont moins fondé leurs

écrits et leur pratique sur une connaissance approfondie de leurs sujets, que sur des idées préconçues,
qui n'avaient aucun fondement dans l'essence de ces
objets. Aussi, chaque fois qu'un de ces grands fléaux
est venu ravager le monde, on a vu ces médecins,
d'ailleurs très instruits, se livrer à des polémiques
interminables (au sujet de la contagion), qui annon-
çaient en cela leur impéritie, et qui étaient aussi
fâcheuses pour la science que nuisibles à l'humanité.
Cela ne serait pas arrivé s'il y avait eu une doctrine
certaine sur la nature de ces maladies.

15. J'appelle de tous mes vœux le concours de tous
les médecins éclairés et judicieux pour entreprendre
l'étude des virus *sur des bases naturelles*, afin de
fonder cette doctrine. Il faut tâcher de découvrir ce
qu'ils sont dans leur essence intime, soit par des
expériences physiques, soit par des observations
thérapeutiques, soit enfin par voie d'analogie avec
les sujets qui ont des points de contact avec eux, et
il y en a, puisque tout se tient et s'enchaîne dans
l'univers. Pour payer mon tribut, j'essaie de traiter
ce sujet d'après ces principes. Il ne me sera pas
sans doute donné de beaucoup l'éclaircir; mais je
croirais avoir assez fait si je posais quelques jalons
qui pussent guider ceux qui prétendraient à la gloire
de fixer cette partie de notre science, maintenant si
imparfaite!

SECTION III

16. Je vais énoncer sous la forme de propositions des conclusions sur ce qui précède, et poser quelques principes pour l'intelligence de ce qui doit suivre.

Première proposition. — Toute matière hétérogène qui peut s'introduire dans un corps vivant, y rester un certain temps dans l'inaction, s'y multiplier, et ensuite en sortir pour agir de même dans un autre corps vivant, me paraît avoir un principe de vie.

Deuxième proposition. —Cette matière a beaucoup de rapport, par sa façon d'agir, avec les insectes qui s'introduisent dans les plantes et dans les animaux. La petite vérole, par exemple, se comporte dans son développement comme les germes fécondés de ces insectes : de même qu'eux, elle a besoin d'un utérus étranger pour y puiser des sucs nourriciers : elle y incube et elle s'y accroît.

Troisième proposition. — Lors même que cette matière tue, elle ne saurait être assimilée aux poisons, aux venins ni aux miasmes. Ceux-ci agissent en perdant de leurs forces, *en se décomposant*, et ils ne peuvent avoir d'action qu'après avoir vaincu les forces vitales. Celle-là, au contraire, acquiert de l'activité, se multiplie, *et ne craint rien des forces qui nous animent.*

Quatrième proposition. — Elle a surtout de l'analogie avec l'acarus de la gale, qui multiplie en nous ses générations. Les effets de cet insecte sur nous sont absolument semblables à ceux des insectes qui déposent leurs germes dans les plantes et dans les animaux. On pourrait prendre la gale pour type de toutes les maladies virulentes.

Cinquième proposition. — Trois caractères indélébiles caractérisent cette matière, savoir : la contagion, l'incubation et la multiplication. Toutes les causes productrices des maladies auxquelles on reconnaîtra ces trois qualités seront des virus. Ces trois caractères diffèrent dans chacun d'eux : la contagion ne leur est pas également facile, l'incubation n'a pas chez tous la même durée, et ils ne se multiplient pas tous avec la même fécondité.

Sixième proposition. — Il y a des virus persistants et des virus passagers. Les persistants sont ceux qui ne quittent jamais d'eux-mêmes; tels que la syphilis, la gale, la pellagre, etc. Les passagers quittent après un certain temps : tels sont la variole, la scarlatine, la rougeole, etc. Les premiers, après avoir été chassés d'un corps, peuvent y revenir indéfiniment : tels que la variole, la gale. Les seconds ne peuvent pas y revenir, après qu'ils en sont sortis : la rougeole, la scarlatine, etc.

Septième proposition. — Il y a antipathie entre certains virus (exemple : la variole et la vaccine), du moins pour un temps assez long; de telle sorte qu'un corps attaqué par l'un ne peut pas l'être par l'autre; ce qui doit dépendre d'une opposition de nature entre eux. Il y a aussi antipathie entre les virus passagers et les corps qu'ils ont quittés, puisque, ordinairement, ils ne les attaquent plus. Ceci ne peut s'expliquer qu'en supposant que ces virus laissent dans les corps des parties excrémentitielles, qui les repoussent tout le temps qu'elles y demeurent.

Huitième proposition. — Chaque climat paraît avoir des virus qui lui sont propres, quoiqu'ils puissent être transportés fort loin de leur pays. La fièvre jaune paraît être originaire de l'Afrique; la syphilis, de l'Amérique méridionale; la gale, la pustule maligne, et peut-être le typhus de l'Europe.

Neuvième proposition. — Il y a des virus particuliers aux diverses espèces d'animaux, tels que la morve et le farcin pour les chevaux, et la clavelée pour les brebis. Ceux qui attaquent l'homme ne passent pas ordinairement aux animaux, et *vice versa.* Cependant il y a des exceptions : j'ai de très fortes raisons de croire que la pellagre nous vient des brebis, et j'ai vu un terrible exemple de la morve communiquée à l'homme. Je l'exposerai plus loin.

Dixième proposition. — Tous les virus pourraient être divisés en deux grandes classes : en visibles et invisibles ou aériens. J'appelle virus visibles ceux qui ont un liquide reproducteur : la vaccine, la syphilis, etc. Je nomme invisibles ces substances éthérées qui ne se manifestent à nos sens que par les maladies qu'elles font naître, mais qui laissent voir à l'observateur judicieux qu'elles existent réellement, et qu'elles ont les trois caractères de l'initiation vitale.

Onzième proposition. — Toutes les causes des maladies errantes sont des virus, parce qu'elles ne pourraient pas ainsi voyager, si elles ne se renouvelaient sans cesse dans les corps qu'elles pénètrent. Ce signe est infaillible pour reconnaître la qualité virulente d'une maladie.

SECTION IV

DES CAUSES ORDINAIRES DES MALADIES
COMPARÉES AUX VIRUS

17. Les causes les plus générales et les plus ordinaires des maladies dépendent des variations de l'atmosphère; ainsi, le froid et le chaud, le sec et l'humide ou leurs diverses combinaisons, le plus ou le moins d'électricité, et les vapeurs de la terre causent en nous des désordres d'autant plus grands, que nous sommes dans des dispositions plus favorables à leur action. Après ces causes générales viennent celles qui naissent des accidents, des passions, d'un excès dans le régime et dans la satisfaction des désirs; enfin, celles qui sont l'effet des professions, de l'âge, du sexe, des habitudes vicieuses, de l'exercice forcé ou d'un trop grand repos, et du sommeil ou de la veille mal proportionnés.

18. *Toutes ces causes agissent instantanément* si elles sont assez fortes, tandis que les virus *suspendent leur action* pendant un certain temps, ou du moins nous ne voyons pas leur travail. Un fait bien extraordinaire, et que tous les médecins devraient avoir présent toujours à l'esprit, c'est que chacune des causes ordinaires peut produire des maladies différentes, et que chaque virus produit toujours la même maladie, quoique à des degrés divers. Ainsi, par exemple, le froid humide causera un rhumatisme chez un individu, et un catarrhe chez un autre, selon les dispositions des sujets. D'où vient cela? c'est que

ces causes agissent mécaniquement, et j'ose dire que lorsqu'on aura suffisamment approfondi les effets des virus, on restera convaincu qu'ils obéissent à une sorte d'instinct. Cette conviction sera bientôt acquise si l'on fait attention que tout le travail des virus n'a réellement pour but que de reproduire la matière dont ils procèdent, et qui les caractérise. Peut-être que quelques sceptiques me diront : « Nous concevons que ce que vous dites sur les virus visibles puisse être vrai ; mais pour ceux qui sont invisibles, qui n'ont pas de liquide reproducteur, tels que le choléra asiatique et la fièvre jaune, il nous sera permis de douter, et même de ne pas croire. » A cela je répondrai : Expliquez donc la marche de ces fléaux, leur accroissement et leurs caractères si différents des autres maladies ? Dites pourquoi ils se régénèrent et se multiplient d'eux-mêmes à l'infini ? J'ose assurer qu'on ne pourra pas expliquer ces phénomènes, d'une manière rationnelle, s'ils ne sont comparés aux choses de la nature qui en produisent de semblables. Les objets dont je parle se montrent à tout le monde : chacun peut les observer : il ne faut que s'en donner la peine. Il est une infinité de choses, dans notre science, pour l'explication desquelles il faut s'élever à de hautes considérations philosophiques, sous peine de les ignorer toujours : celles-ci sont de ce nombre.

SECTION V

DU CIRON DE LA GALE COMME TYPE DES VIRUS

ET DU RAPPORT DE SES EFFETS

AVEC CEUX D'AUTRES INSECTES SUR LES PLANTES

19. J'ai dit (4ᵉ *Prop.*) qu'on pourrait prendre l'insecte de la gale pour le type des maladies virulentes, parce que leurs effets sont analogues, et que je pense que personne ne doute plus de l'existence de l'*acarus* depuis qu'Abynsoar, Thomas Mouffet, Redi, Linné, Pringle, Pallas, etc., l'ont décrit, dessiné, classé et démontré. Je suppose que mes lecteurs sont aussi persuadés que ce sarcopte naît par voie de génération (et non de la malpropreté comme certains écrivains, peu sages, ont osé le dire), et qu'il n'attaque l'homme que pour se nourrir à ses dépens, et pour se reproduire. Voyons alors ce qui se passe :

20. Une personne saine, je suppose, couche avec un galeux, et un ciron passe de celui-ci à celle-là : voilà la contagion. Il faut observer : 1° que cet insecte ne serait point passé d'une personne à l'autre s'il n'y avait eu entre elles un contact immédiat, parce qu'il ne peut, de lui-même, s'élever dans l'air ni voyager sur la terre; 2° que c'est à l'état d'insecte parfait qu'il a opéré la contagion, et que ses germes n'auraient pas pu l'opérer, devant rester dans l'utérus qui les contient, pour y terminer leurs métamorphoses. Ce ciron perce l'épiderme, se creuse un logement dans le derme, et ne tarde pas à déposer ses germes

sur des points un peu séparés de sa demeure. Environ soixante heures s'écoulent sans qu'il paraisse rien de ce fâcheux enfantement ; voilà l'incubation. Après ce temps on voit une, deux ou trois pustules cristallines s'élever, grandir, et annoncer, par le prurit qu'elles causent, que des êtres nombreux sont là et qu'ils feront comme leur père : voilà la multiplication.

21. Le but de mon travail étant de découvrir, s'il est possible, quelle peut être l'origine de maladies nombreuses, quelquefois très graves, trop souvent mortelles, et me proposant pour cela de partir d'un exemple connu, pour arriver, par voie d'analogie, à ce qui est inconnu, il convient de comparer ces effets du ciron à d'autres effets similaires que la nature nous montre partout et sans cesse. Par ce moyen simple, facile et rationnel, nous arriverons peut-être au but important que nous désirons atteindre.

22. Dans cette intention, il faut prendre pour exemple le travail que font sur les chênes diverses espèces de cynips. Un de ces insectes volants perce, je suppose, le bourgeon de l'arbre, et dépose ses germes dans cette ouverture. Après un certain temps de repos apparent, ces germes se développent, se nourrissent de la sève de la branche, et forment autour d'eux un rempart solide (la noix de galle), qui les met à l'abri du mauvais temps et des atteintes de leurs ennemis. D'autres cynips, plus faibles, attaquent les feuilles et les fleurs mâles pour y déposer leurs naissantes familles. Celles-ci, ayant besoin d'un abri convenable, se construiront un asile aussi sûr que commode, d'une forme ronde, de la grosseur

d'un petit pois, et de la couleur d'un blanc verdâtre, prenant plus tard une couleur vermeille. Certes voilà une bien grande ressemblance entre l'ouvrage de l'acarus et les constructions des cynips, et cela parce qu'ils sont excités par les mêmes besoins. Il est bon de noter une circonstance très importante qui dépend de l'organisation différente de ces insectes, et que voici : Le ciron qui attaque une personne ne la quitte jamais, et ses générations se perpétueront pendant toute la vie de cette personne, si l'on n'y met empêchement. Les cynips, au contraire, s'éloignent du chêne aussitôt qu'ils lui ont confié leurs germes, et ceux-ci abandonneront à leur tour leur père nourricier, aussitôt qu'ils pourront déployer leurs ailes, et s'élancer dans les airs. Le mal causé par le ciron est donc persistant, tandis que celui des cynips n'est que passager. Si l'on doit fonder une opinion sur des bases logiques concernant de graves sujets, n'est-on pas autorisé à dire que ce sont là véritablement deux grands modèles de toutes les maladies virulentes, dont les unes sont aussi persistantes (exemple, la syphilis) et d'autres passagères, telles que la petite vérole? Mais en ne considérant seulement que le ciron, si mes lecteurs ont bien suivi l'ordre de mes idées, ils devront trouver que c'est avec juste raison que je propose de le prendre pour type des maladies virulentes, parce qu'ils comprendront que cet insecte pourrait être comme l'éléphant d'une création encore inconnue, et dont les cruels effets méritent toutes nos sollicitudes. Ce qui est dit ici est, en quelque sorte, la clef de tout cet ouvrage, et nécessite une profonde méditation.

SECTION VI

DE LA CONTAGION

23. Un caractère fondamental des virus, c'est la contagion : Je prends ce mot dans toute son étendue ; c'est-à-dire qu'il exprime la faculté transmissible, n'importe par quel moyen. Cet objet est des plus importants à bien connaître, et c'est aussi celui qui a soulevé, de nos jours, le plus de contestations, surtout à l'occasion de la fièvre jaune et du choléra asiatique. Une telle dissidence entre des notabilités médicales, en même temps qu'elle est très fâcheuse, prouve que la science n'a aucun principe fixe sur cela, et que c'est un devoir de l'étudier.

24. Pour mettre plus de clarté dans ce que je vais dire je crois devoir exposer quelle devrait être la différente signification de ces deux mots : *contagion, infection.* Il faut bien s'entendre sur les expressions pour être d'accord sur les choses.

25. La contagion (*contagio*) est l'introduction dans le corps de l'homme d'une substance hétérogène, qui ordinairement le rend malade, et qui peut sortir des sujets qu'elle attaque pour en affecter d'autres de la même manière, soit au moyen du toucher, soit par l'intermédiaire de l'air.

26. L'infection (*inficere*, infecter) est l'introduction dans le corps de l'homme d'une substance éthérée qui le rend malade, mais qui ne peut point en sortir pour en affecter d'autres. Chaque individu prend la

cause de sa maladie dans l'atmosphère même, sans que les autres malades y aient aucune part. On pourrait prendre pour exemple de l'infection, telle que je l'expose ici, la cause miasmatique qui donne naissance aux fièvres intermittentes, parce qu'elles ne sont pas contagieuses.

27. Il résulte de ces définitions qu'il n'y a qu'infection lorsque le mal n'est pas transmissible, et qu'il y a contagion dans tous les cas contraires.

28. Ainsi la contagion est le passage dans le corps de l'homme d'un insecte (ou d'une matière animée) qui le rend malade, et qui peut en sortir pour produire les mêmes effets sur d'autres personnes.

29. La contagion ne s'opère pas de la même manière pour tous les virus; quelques-uns ne peuvent se prendre qu'en étant appliqués sous l'épiderme, ou sur des membranes muqueuses, d'autres se prennent par le toucher, et enfin il en est qui ne se communiquent que par l'intermédiaire de l'air. Il n'y a que la petite vérole qui puisse se transmettre de toutes les manières. Cette différence considérable vient certainement de la différence de l'organisation, ou, si l'on veut, de la composition des virus. Nous voyons que la gale ne se prend que par un contact immédiat, parce que l'insecte qui contamine est incapable de s'élancer dans l'air, ni de marcher sur la terre. Il faut donc que ceux des virus qui s'élèvent dans l'air soient plus légers que le ciron, ou qu'ils soient organisés de manière à pouvoir voltiger dans l'espace.

30. Pour constater si une maladie est contagieuse, il faut tâcher de découvrir d'où elle vient, et comment elle se propage, parce qu'un virus commence

par un lieu circonscrit, et que quelquefois on peut savoir d'où il a été transporté. Dans la campagne, la petite vérole commence dans une maison, s'étend dans le village, puis dans toute la commune, et le plus souvent on sait qu'elle a été transportée dans la première maison, d'une paroisse ou d'une ville voisine.

31. Une maladie miasmatique, au contraire, attaque ordinairement un grand nombre de personnes en même temps, sur divers points d'une même commune, et même sur une plus grande étendue de pays s'il produit les effluves qui la font naître ; *mais elle ne voyage pas.*

32. C'est donc sur le premier malade, ou lorsqu'il n'y a encore qu'un petit nombre de personnes atteintes, qu'on doit porter le plus d'attention pour juger si la contagion est réelle ; cependant, il faut suivre le mal à la piste, dans tous les lieux où il se gîte, surtout dans la première maison, dans la première rue et dans le premier quartier. Si dans tous ces lieux on observe que les personnes qui soignent ou qui fréquentent le plus les malades sont les premières atteintes, et qu'on ait un bon nombre de preuves de cela, on sera autorisé à croire que la maladie est contagieuse. Mais je dois le dire : pour arriver à cet heureux résultat, il ne faut pas observer avec une croyance toute faite d'avance, ni être préoccupé d'autres intérêts que de ceux de l'humanité.

33. Un phénomène bien étonnant des virus, c'est cette sorte de répulsion ou d'antipathie que montrent certains d'entre eux pour attaquer une seconde fois le même individu. Par exemple la variole, la rougeole

et la scarlatine n'attaquent qu'une fois la même personne ; les cas contraires qu'on cite, en les supposant vrais, ne peuvent infirmer ce qui est dit ici. D'où cela peut-il venir ? je l'ignore ; mais il y a lieu de penser que ces virus laissent dans les corps, avant d'en sortir, quelque substance excrémentitielle qui les repousse lorsqu'ils veulent les pénétrer de nouveau. (Tous les animaux ont de l'aversion pour leurs excréments.) J'ai déjà parlé de cette antipathie qui existe entre certains virus, dont la vaccine et la variole nous montrent un grand et très curieux exemple. On croit avoir observé que les vénériens étaient moins aptes à contracter d'autres maladies virulentes, surtout s'ils usaient du mercure. Cette dernière circonstance, relative au mercure, serait d'une haute portée, s'il était possible de la bien constater.

34. La nature vient encore nous aider pour nous faire mieux comprendre ce phénomène. Lorsqu'on observe les mœurs des insectes, on voit qu'il n'y a ordinairement qu'une seule espèce qui attaque une plante pour s'y régénérer, et que les autres s'en éloignent. On est vraiment saisi d'étonnement lorsqu'on voit tant de ressemblance entre les effets des virus et ceux de ces animaux. Les virus restent constamment sur la même personne, ou ils s'en éloignent pour toujours ; ils se multiplient aux dépens de ceux qu'ils attaquent, les rongent, et trop souvent les font périr. Les insectes font tout cela sur les plantes, sur les animaux et principalement sur nous-mêmes. Qu'on remarque, par exemple, les poux qui se multiplient à la surface de notre corps, ceux qui s'y implantent en partie (pediculus pubis), ceux qui sil-

lonnent et rongent nos chairs (phthiriase), les vers qui déchirent nos entrailles ; *tout cela vient nous montrer les mêmes faits, les mêmes actions, le même but.* Se pourrait-il que des causes inanimées, sous le nom de virus, pussent simuler ainsi tous les actes les plus importants de la vie? La raison ne comprend pas que cela puisse être, et la vraie science doit dire que c'est impossible. Enfin, la contagion, que l'on ne considère ordinairement que relativement à l'homme et à quelques animaux, est un acte général sur la terre qu'il faut bien méditer, si l'on veut en faire une juste application au grand sujet qui m'occupe.

SECTION VII

DE L'INCUBATION

35. L'incubation est le temps qui s'écoule depuis l'instant où le virus a pénétré dans un corps vivant, jusqu'à la manifestation du premier des symptômes qui doivent le caractériser. Pendant cet intervalle rien n'est apparent pour nous ; mais l'expérience nous apprend que ce n'est qu'un repos perfide, qu'il se fait un travail, opéré par un atome de matière, dont les résultats apparaîtront bientôt, escortés par la douleur, et souvent par la mort.

La durée de l'incubation n'est pas la même pour tous les virus : la gale et la syphilis incubent deux ou trois jours, la petite vérole et la vaccine sept à huit jours, et la rage va au troisième septénaire. Cette durée n'est pourtant pas absolue : elle varie quel-

quefois selon la disposition des sujets, et par l'effet
d'autres causes qui nous sont inconnues. La vaccine,
par exemple, ne se développe pas aussi promptement
chez les sujets faibles que chez ceux qui sont plus
forts, ni l'hiver aussitôt que l'été ; mais ce retard ne
peut jamais être très long, parce que l'éruption d'un
virus étant une fécondation, l'enfantement doit avoir
lieu, nonobstant toute chose. Il me paraît logique de
penser que les exemples de rage qu'on cite, pour ne
s'être développés que très longtemps après la contagion, ne sont pas exacts, et qu'on a pris des hydrophobies nerveuses pour des hydrophobies virulentes.

SECTION VIII

DE LA MULTIPLICATION

36. La multiplication est un accroissement prodigieux de la particule de matière qui a servi à la contagion. Elle est en tout identique à cette particule,
comme celle-ci l'était à celle qui l'avait produite, et
comme sera celle qui doit lui succéder. Cette matière,
visible ou invisible, quelle qu'en soit la quantité, est
toujours une, toujours semblable à elle-même, *et
suit invariablement, dans le cours des siècles, la marche
des générations successives que suivent les êtres animés.*
Elle puise dans les animaux qu'elle attaque tous les
éléments de sa grandeur et de sa régénération. Quelque petite qu'en soit la quantité, elle les moleste,
trouble leurs fonctions, triomphe de toutes les forces
qu'ils peuvent lui opposer, jusqu'à pouvoir causer la

mort. Si sa génératrice est sortie, je suppose, d'une
pustule blanche, celluleuse, arrondie, comme serait
celle de la vaccine, elle se montrera dans une pustule
absolument semblable, et avec le même accroissement ; ce qui prouve qu'elle possède ce talent inné
que montrent certains insectes, en se construisant
des demeures telles qu'étaient celles de leurs pères.
C'est encore là un trait de ressemblance entre tous
ces objets qu'il importe de bien méditer.

SECTION IX

37. C'est principalement par la juste appréciation
des sujets des trois dernières sections considérées
chez les insectes, que l'on peut entrer dans l'esprit
de mon ouvrage, et se faire une opinion. Toutefois
ce n'est pas seulement sur ce que j'en dis qu'on doit
se la faire, cette opinion, c'est aussi en examinant
soi-même ces sujets attentivement dans les vastes
tableaux que la nature présente à tous les observateurs. C'est dans les forêts, les champs et tous les
lieux agrestes que ces opérations se font en grand,
et qu'on peut les comparer à ce que produisent les
virus sur l'homme, et sur les animaux : *Partout on
verra une parfaite ressemblance dans les phénomènes
et dans les résultats.*

38. C'est vraiment une chose merveilleuse de voir
se former les épidémies des insectes sur les plantes.
En 1845, les cynips attaquèrent ici les chênes en si
grande quantité, qu'au temps où leurs nids furent
mûrs, c'est-à-dire lorsque les nouveaux insectes

eurent fini leur métamorphose, ces arbres, vus à distance, paraissaient comme couronnés d'une vigne surabondamment chargée de raisins. Ce fait, rapproché de la gale, me laissait voir entre eux des effets similaires. Lecteur! examinez vous-même des faits semblables, comparez-les, et concluez sur ce que vous aurez vu.

39. Il faut le dire : rien de cela n'a été apprécié jusqu'à ce jour, et il est instant de s'en occuper, si l'on veut avoir des principes dogmatiques sur les causes de toutes les maladies virulentes. Il est temps de cesser de raisonner sur ces maladies d'après les inspirations d'une imagination déréglée : *il faut une théorie naturelle*. L'observation clinique, si utile d'ailleurs, ne peut pas suffire pour nous faire savoir ce que sont les virus : elle ne peut nous faire connaître que leurs formes extérieures, et les désordres qu'ils produiront en nous; mais leur pathogénie sera toujours ignorée. L'obscurité dont ce grand sujet restera enveloppé rejaillira sur sa thérapeutique, et, comme par le passé, nous serons sans cesse condamnés à subir des polémiques plus honteuses qu'utiles, et à n'attendre les moyens de guérir que de l'empirisme ou du hasard.

40. Ce grave sujet étant entouré de grandes difficultés a besoin, pour être connu, que nous élevions nos pensées à la hauteur de son origine, c'est-à-dire jusqu'au point où il paraît s'unir à la matière qui le touche. Puis, avec une vraie philosophie, cherchons les objets qui peuvent avoir avec lui quelque ressemblance, et par ce moyen, tout logique, espérons que nous arriverons à d'heureux résultats.

41. Je suppose qu'un observateur judicieux, et sans idée préconçue, soit bien décidé à connaître les causes efficientes des maladies virulentes, il devra d'abord faire cette réflexion : « Les virus sont dans la nature, et comme tout en elle se tient et s'enchaîne, ils doivent avoir des points de contact et de ressemblance avec d'autres objets, soit par leurs formes, soit par leurs manières d'agir. » Après cela il se dira: « Ces causes de maladies parcourent, pendant leur action, trois périodes qui sont caractéristiques ; s'il y a dans la nature des choses qui leur ressemblent, je distinguerai des périodes analogues dans ces choses-là, et je verrai leurs similitudes. »

42. Cet observateur mettra toute la nature à contribution, il la consultera dans ce qu'elle pourra montrer à ses yeux, à ses instruments, et à son esprit. S'il s'adresse à la matière inerte, il trouvera un commencement de ce qu'il cherche dans certaines fermentations, surtout *dans les fermentations panaires et acétiques*, qui lui montreront les trois temps caractéristiques, et dont les produits, s'il les examine bien, ne lui paraîtront pas étrangers à la vie.

43. Mais c'est principalement à ce qui vit qu'il demandera de lui montrer des faits similaires à ceux qu'il veut comprendre, et bientôt il s'en présentera en abondance. Quand il comparera les actes de la génération, depuis le plus grand des animaux jusqu'à l'insecte de la gale, il verra, dans cette chaîne immense des êtres, la puissance créatrice accomplir ses œuvres en trois périodes consécutives, telles que celles qui caractérisent les virus. Alors il se dira: « Ces trois périodes étant inhérentes à tout ce qui est

initié à la vie au-dessus du ciron, la vie doit donc se trouver au-dessous de cet insecte, dans un monde invisible, puisque ces caractères indélébiles de la vitalité s'y trouvent aussi. »

44. L'étude que cet observateur aura faite lui ayant prouvé que les causes virulentes appartiennent à une classe d'êtres dont l'acarus est le géant ; ensuite, sachant qu'on peut éviter la maladie que produit cet insecte en s'éloignant des lieux qu'il occupe, et qu'on la guérit par des remèdes qui le tuent, il comprendra de suite que, pour éviter les maladies virulentes, il faudra, autant que possible, *mettre en pratique les moyens préservatifs* que la prudence, la raison et la science réunies prescrivent, et que pour les guérir on devra *employer des remèdes toxiques contre les causes qui les produisent.* Ce qu'il aura compris, tous les observateurs de bonne foi pourront aussi le comprendre, parce que rien n'est d'une plus admirable simplicité que ce que la nature nous montre, lorsqu'elle est dévoilée, et la science pourra posséder une bonne doctrine de ce sujet parce qu'elle sera établie sur des bases rationnelles.

SECTION X

NOMS DES VIRUS DONT ON PEUT MAINTENANT ADMETTRE L'EXISTENCE
LEURS CARACTÈRES PARTICULIERS

45. Comme je disserte sur les virus, mes lecteurs voudront peut-être savoir combien j'en compte et

quels ils sont. D'abord je dirai que je n'en connais pas le nombre, mais qu'il est peut-être plus grand qu'on ne pense; ensuite que je n'ai pas entrepris de les désigner tous. Je veux seulement établir des règles générales pour qu'on puisse les examiner sous un point de vue nouveau, mais naturel, et les classer au fur et à mesure qu'une analyse médicale et des expériences bien faites pourront les faire connaître. Toutefois, dans l'état actuel de la science et, qu'on me permette de le dire, en me fondant sur mes propres observations, je crois que je puis en nommer un certain nombre, qu'admettront, ce me semble, avec moi tous les vrais médecins; savoir : la gale, la syphilis, la variole, la vaccine, la rougeole, la scarlatine, la coqueluche, la teigne, le typhus, la suette, la pustule maligne, la lèpre, la peste, la fièvre jaune, le choléra asiatique et la pellagre. On doit considérer ces maladies comme produites par des virus, *parce qu'elles voyagent*, et que les trois périodes établissent virtuellement qu'elles contaminent par les moyens connus ; savoir : par l'air, par le toucher ou par l'inoculation.

46. Si l'on considère les virus d'après les qualités qui les distinguent, on voit qu'ils diffèrent entre eux de plusieurs manières, quoique des caractères généraux les unissent. Il y en a de visibles et d'invisibles. J'appelle virus visibles ceux qui fournissent une matière qui donne à l'art le moyen de les reproduire indéfiniment; et les virus invisibles sont ceux qui n'ont pas de matière transmissible, soit qu'on ne la connaisse pas, soit qu'elle reste insaisissable à tous nos moyens d'investigation. Les mots visible et invi-

sible ne s'attachent donc pas aux symptômes plus ou moins apparents des maladies virulentes, mais seulement à la présence ou à l'absence d'une matière avec laquelle on peut les renouveler. Les virus se distinguent aussi en ce qu'ils sont persistants ou passagers. Le tableau suivant va présenter ces diverses manières d'être :

VIRUS			
VISIBLES.	INVISIBLES.	PERSISTANTS.	PASSAGERS.
Gale.	Rougeole.	Gale.	Variole.
Variole.	Scarlatine.	Teigne.	Vaccine.
Vaccine.	Choléra asiatiq.	Syphilis.	Rougeole.
Teigne.	Fièvre jaune.	Pustule maligne.	Scarlatine.
Syphilis.	Typhus.	Rage.	Choléra asiatiq.
Pustule maligne.	Coqueluche.	Lèpre.	Fièvre jaune.
Rage.	Peste.	Pellagre.	Typhus.
	Suette.		Coqueluche.
	Pellagre.		Suette.
			Peste.

47. En examinant les virus d'après leurs diverses manières d'agir sur l'économie, on voit qu'ils sont irritants, rongeants, sédatifs ou septiques. En voici le tableau :

VIRUS			
IRRITANTS.	RONGEANTS.	SÉDATIFS.	SEPTIQUES.
Variole.	Syphilis.	Choléra asiatiq.	Peste.
Vaccine.	Teigne.	Fièvre jaune.	Pustule maligne.
Rougeole.	Gale.	Typhus.	
Scarlatine.	Lèpre.		
Coqueluche.			
Rage.			
Pellagre.			

48. Est-il besoin de prévenir que ces classements ne sont pas absolus ? Non, sans doute. Mes lecteurs savent mieux que moi que la nature se joue de toutes nos distinctions ; tandis que, pour la comprendre quelque peu, nous avons besoin de la morceler, elle, toujours une, marche sans interruption à son but ; mais notre esprit borné ne pouvant l'embrasser dans son ensemble, cette manière de procéder nous est indispensable dans son étude. Au surplus, ces classements n'étant que le fruit de mes observations, et ayant pu me tromper, je serai toujours prêt à adopter les changements que pourraient y faire ceux qui sont capables d'observer mieux que moi.

SECTION XI

ANALOGIE ENTRE LES VIRUS VISIBLES ET LES VIRUS INVISIBLES.

49. Il a été dit plus haut que la gale devrait servir de type pour guider dans l'étude des autres virus, et surtout pour comprendre ceux qui sont invisibles. En effet, sa cause étant bien connue, elle peut être considérée comme un jalon planté par la nature même, pour nous guider dans la recherche de ces causes de maladies. Ici point d'incertitude : l'animal est au dehors de nous, et vient en nous ; il se cache pour un temps, et ensuite il apparaît escorté de myriades d'êtres qui procèdent de lui. Si l'on compare ses effets à ceux de la syphilis, dans laquelle on dit avoir aussi trouvé des insectes, on leur verra une grande

ressemblance. On n'éprouvera pas non plus, je pense, beaucoup de difficultés à distinguer les rapports qu'ont ces deux virus avec ceux qui sont visibles ; mais lorsqu'on voudra comparer ceux-ci aux invisibles, qui n'ont pas de matière pour les reproduire, c'est alors peut-être que naîtront les doutes, surtout si l'on ne fait un appel à la raison, et si l'esprit ne vient en aide à la faiblesse des sens.

50. Parmi les personnes qui pourraient admettre, avec moi, cette similitude de causes et d'effets entre la gale et les virus visibles, il pourrait donc s'en trouver qui ne l'admettraient pas pour ceux qui sont invisibles. Elles pourraient me dire : « Nous concevons que les maladies virulentes qui ont un liquide reproducteur comme la gale, telles que la variole, la syphilis, etc., puissent être produites par des insectes imperceptibles ; mais comment croire à cette théorie pour des maladies qui n'ont aucune pustule ni aucun liquide, et qui, par conséquent, diffèrent si essentiellement de la gale sur ce point capital ? » Je répondrai : Sans doute, si l'on veut en tout une ressemblance parfaite, elle n'existe pas ici, du moins sous les mêmes formes ; mais ne voit-on pas les animaux d'une famille différer tellement entre eux, qu'on ne peut les reconnaître que par leurs caractères fondamentaux ? Ce n'est donc pas sur l'absence de quelques signes particuliers qu'on doit s'arrêter, lorsque d'ailleurs les signes caractéristiques s'y trouvent ; or, les virus invisibles les possèdent incontestablement. Les faits parlent et non moi. Serait-ce que je les comprends mal, que j'en fais une mauvaise application, et que j'en tire de fausses conséquences ? Mes lecteurs

en jugeront, après mon examen. Mais dans ce jugement qui sera certainement tout dans l'intérêt de la science et de l'humanité, je les prie de croire que j'aime le positif, que ce qui n'est que nouveau ou merveilleux ne saurait me séduire, et de considérer que nous ne savons pas où sont posées les limites de la vie, que probablement elles ne sont pas celles de nos sens, ni celles de nos instruments les plus parfaits.

SECTION XII

QUELQUES CONSIDÉRATIONS
SUR LES FACULTÉS GÉNÉRATRICES DES VIRUS

51. Les virus ne conservent pas leurs facultés génératrices aussi longtemps les uns que les autres, et en cela ils ressemblent aux graines des plantes. Le vaccin se gâte plus vite que le liquide de la petite vérole. Ceux qui sont contenus dans un liquide se conservent plus que ceux qui ne sont qu'aériens ou invisibles. Ceux-ci ne vont pas bien loin exercer leurs ravages, s'ils n'ont, à de courtes distances, l'occasion de se renouveler, et s'ils ne sont pas à l'abri du grand air ; comme, par exemple, dans une maison, ou dans la cale d'un vaisseau. S'il n'en était pas ainsi, s'ils pouvaient seulement contaminer à une lieue de distance, sans l'intermédiaire d'aucune personne ni d'aucun objet qui pussent les renouveler, à quoi serviraient les lazarets ? J'ai plusieurs fois observé que la variole, si éminemment contagieuse, se perdait entièrement lorsqu'elle s'introduisait dans une famille

des Landes, habitant le désert, c'est-à-dire, n'ayant de voisins qu'à plusieurs lieues. C'est pour moi une entière conviction que ces substances s'anéantissent complètement, à de très courtes distances, en se dis-solvant dans l'air. Si ce qui est dit ici n'était pas vrai, la terre serait inhabitable. Ce fait sera bientôt rendu plus évident par des considérations sur l'entrée du choléra asiatique en Europe, considérations qui trouveront leur place à la fin de cet ouvrage.

52. Ainsi que cela a été dit, les virus présentent des différences en contaminant, dépendantes de la diversité de leur essence ; mais ils en présentent qui leur sont étrangères. Supposons que la petite vérole sévisse dans un village où il y ait cent personnes qui ne l'aient pas eue, et que toutes aient également été exposées à la contagion ; il pourra arriver que plusieurs n'en seront pas atteintes : d'où cela pourra-t-il venir ? Ce ne sera pas du virus, car c'est dans sa nature de toujours attaquer et agir. L'âge, le sexe, ni le tempérament des sujets épargnés ne l'auront pas empêché d'exercer son action, puisque rien de cela n'en a préservé les autres. Il y a donc lieu de penser que les individus qui en ont été garantis, se trouvaient dans des dispositions telles, *que le virus était repoussé, qu'il y avait antipathie*. On ne peut pas dire que le virus n'a pu aller jusque sur ces personnes, car toutes ont également été plongées dans sa sphère d'activité. Eh ! qu'on ne pense pas, s'il eût pénétré dans leur corps, que les forces vitales eussent pu l'anéantir. L'expérience nous prouve, du reste, que rien en nous ne peut détruire un virus ; mais, au contraire, que tout concourt à lui donner une nou-

velle vie. Lors donc qu'on en est préservé, c'est qu'il ne s'est pas introduit, et, s'il ne s'est pas introduit, c'est qu'il y a eu répulsion. Mais quelles sont les causes de cette répulsion, et où sont-elles? Voilà ce qu'on ne peut savoir. Cependant, on peut présumer qu'elles nous environnent, ou qu'elles sont au dedans de nous-mêmes. L'analogie peut servir à faire comprendre cela. Par exemple, si une personne saine se frottait tout le corps avec une pommade sulfureuse, et si elle se couchait ainsi avec un galeux, il est bien certain qu'elle ne prendrait pas la gale, puisque cette pommade tue le ciron. On peut croire qu'en prenant intérieurement du soufre pendant un certain temps, cela suffirait pour éloigner cet insecte. Il doit en être de même des autres virus, c'est-à-dire que certaines substances doivent leur être contraires, et, soit qu'elles se trouvent sur le corps, dans son intérieur où dans ce qui l'entoure, elles doivent empêcher la contagion.

53. Dès longtemps on a observé que les ouvriers de certaines professions, et les individus qui usaient du mercure, étaient exempts de certaines maladies contagieuses, ou les avaient peu fortes. Ils offraient donc aux virus des causes répulsives? D'après cela, il est raisonnable de penser qu'il serait possible d'employer avec succès des préservatifs, qu'on devrait principalement choisir dans le règne minéral, tels que le soufre, le mercure, le chlore, etc. J'ai remarqué que les plantes fétides telles que le datura stramonium, la ciguë, la mandragore, etc., sont rarement attaquées par les insectes. On sait que la fumée de fiente de vache éloigne les abeilles, les

moustiques et d'autres insectes. Beaucoup de substances pourraient donc être mises en usage dans le
même but : c'est là une étude à faire, et quant au
choix, et quant à la manière de les employer. Pour cet
objet, il faudrait considérer que les virus sont *aériens
ou terrestres*, c'est-à-dire qu'ils volent dans l'air, ou
qu'ils circulent sur la terre. Contre ceux-là il faudrait
surtout employer des fumigations, et contre ceux-ci
des lotions et des topiques.

SECTION XIII

QUELQUES APERÇUS PARTICULIERS SUR CERTAINS VIRUS
PASSAGERS ET AÉRIENS, SOUS LE RAPPORT DE L'IN-
CUBATION ET DE LA MULTIPLICATION

54. Si l'art ne peut pas beaucoup contre la contagion de ces virus, il peut encore moins modifier leur
action pendant ces deux périodes, parce que l'une
est le temps de leur gestation, et que l'autre est celui de leur enfantement. Dès qu'ils sont, pour ainsi
dire, sous la sauvegarde de notre organisme, il
n'est rien qui puisse les empêcher de remplir ces
fonctions naturelles. Peut-on espérer de parvenir un
jour à neutraliser leur action au dedans de nous-
mêmes? Osons l'espérer. Si l'on pense qu'on peut
détruire la gale et la syphilis, lorsqu'elles ont porté
leur influence dans tout notre être, il est raisonnable de croire qu'on pourra découvrir quelque remède contre la fièvre jaune, le choléra, le typhus et
les autres virus aériens dès leur invasion.

55. Aucun virus ne peut produire d'effet appréciable, immédiatement après la contagion : chacun d'eux a un minimum et un maximum de temps pour son incubation, mais l'intervalle qui sépare ces deux extrêmes n'est jamais bien long, surtout dans les virus aériens : on peut établir comme un fait certain que leur incubation ne dépasse pas ordinairement un septénaire. Cette remarque m'a fait connaître combien on avait quelquefois erré sur l'étiologie de certaines affections. Par exemple, on trouve dans les auteurs des observations sur la rage, où il est dit que cette maladie s'est développée dans les premiers jours de la contagion, et, dans d'autres cas, plus d'un an après ; se fondant, ces auteurs, sur ce qu'ils voyaient plusieurs symptômes nerveux, notamment l'horreur de l'eau. J'oserais affirmer que ces maladies n'étaient que des hydrophobies nerveuses et non des hydrophobies virulentes. J'ai vu plusieurs cas de rage chez l'homme et chez les animaux : toujours la maladie a surgi pendant le troisième septénaire, ou peu après. Ainsi que cela a été dit, l'incubation des virus étant une fonction qui leur est naturelle, étant une véritable gestation, il ne peut jamais y avoir une grande variation sur l'époque pendant laquelle ils doivent apparaître.

56. Il y a des virus qui ne sont pas absorbés et portés dans le torrent de la circulation, ou du moins il leur faut un temps très long pour que cela ait lieu. La teigne et la gale sont dans ce cas. D'autres sont promptement absorbés, et agissent plus ou moins fortement dans l'économie, avant de se montrer à sa surface : tels sont la petite vérole et la rougeole. Il

en est qui agissent visiblement sur le lieu où ils ont
été posés, pour de là attaquer de proche en proche
tout l'organisme : c'est ainsi qu'opèrent la syphilis et
surtout la pustule maligne. Les uns agissent donc du
dehors au dedans, et les autres du dedans au dehors.
C'est là une distinction infiniment importante, parce
qu'elle fait comprendre l'extrême urgence, dans
quelques cas, d'attaquer promptement le mal dans le
lieu qu'il occupe. Je me propose, dans la seconde partie du présent ouvrage, de dire ce que ma pratique
a pu m'apprendre de particulier sur quelques virus ;
là, j'expliquerai ce qui fait l'objet de cet alinéa.

SECTION XIV

DE QUELQUES MALADIES MIASMATIQUES
QUI PRÉSENTENT PARFOIS L'APPARENCE DES VIRUS

57. Les miasmes circulent dans l'air comme certains virus, mais ils ne se régénèrent pas. Ils doivent
être le résultat de certaines combinaisons des éléments, lors de la décomposition des animaux et des
végétaux. Quoi qu'il en soit, un assez grand nombre
de maladies leur doivent naissance. Celles qui me
paraissent les plus fréquentes, et les plus dangereuses,
sont la dysenterie, la fièvre puerpérale, certains érysi-
pèles, la phlébite et la pourriture des hôpitaux. Quelquefois toutes ces maladies paraissent prendre un
caractère contagieux, et par conséquent rentrer dans
la classe des virus ; mais il me semble que ce n'est là
qu'une apparence et non une réalité. Tout virus est

contagieux de sa nature ; or, ces maladies n'étant pas toujours contagieuses, on ne peut pas, dans l'état actuel de la science, les considérer comme des virus. La dysenterie, par exemple, qui se propage dans les camps et sur les vaisseaux avec une effrayante rapidité, règne dans nos campagnes sous la forme sporadique, et jamais, que je sache, on ne l'a vue se transmettre d'un individu à un autre. Ce n'est pas ainsi que se comportent les vrais virus. Par exemple, le typhus, éminemment contagieux dans les armées, l'est aussi parmi les populations des villages et des cités. Si de ces faits dissemblables on veut tirer des conclusions logiques, on doit dire que la plus grande propagation de ces maladies n'est pas due à un principe virulent, mais bien à la plus grande accumulation des miasmes, et aussi au défaut des soins hygiéniques.

58. Ce sera toujours une chose digne des plus sérieuses réflexions que l'existence de ces maladies, et la manière dont agissent les remèdes qu'on leur oppose. Le quinquina, qui guérit les fièvres intermittentes, l'onguent mercuriel, qu'on emploie avec succès contre la fièvre puerpérale, me paraissent bien plus agir en neutralisant la cause miasmatique, qu'en modifiant l'organisme. La pourriture, dite d'hôpital, qui suit les grandes opérations, la fièvre puerpérale et la phlébite, me paraissent dépendre de la même cause miasmatique. J'oserais croire qu'on préviendrait les phlébites dans les hôpitaux, ou du moins qu'on en diminuerait le nombre, si l'on trempait la lancette dans l'onguent mercuriel avant l'opération de la saignée, et si l'on couvrait la petite plaie

avec du taffetas qu'on aurait frotté avec cet onguent. Des soins analogues pourraient être pris après les grandes opérations, parce que le miasme s'introduit par les plaies : la manière dont commencent les phlébites me paraît en être une preuve certaine.

SECTION XV

TOUS LES VIRUS DOIVENT ÊTRE D'ORIGINE AQUATIQUE

59. L'opinion que ce titre énonce pourra d'abord surprendre mes lecteurs et exciter leurs doutes ; mais elle est fondée sur la vérité, ainsi que je vais tâcher de le prouver par un raisonnement fondé sur l'observation.

60. Aucun virus ne peut se nourrir ni engendrer ailleurs que dans des liquides. Lorsqu'ils pénètrent les corps animés, ils se plongent dans leurs sucs, s'y baignent, circulent avec eux, s'alimentent de ces principes nutritifs et y engendrent leurs postérités. On dirait qu'ils se soucient fort peu de l'air atmosphérique, mais ce n'est pourtant là qu'une apparence : il vient un moment où il leur est indispensable, de même qu'à tous les habitants des eaux. Après qu'ils se sont enfoncés dans l'épaisseur de nos parties, ils viennent, dans un temps qui leur est prescrit, déposer à la surface de nos corps les fruits de leurs amours ; sans doute pour leur faire respirer ce fluide, l'aiguillon de la vie, *et souvent aussi pour favoriser leur funeste ascension.* Si par leur nature ils devaient vivre dans l'atmosphère, ils y accompliraient ces

deux grands actes de la vie (la nutrition et la génération), comme les y accomplissent tous les êtres
dont l'air est le principal élément. Personne, je crois,
ne peut révoquer en doute ce qui est dit ici. Cela
seul une fois bien compris et médité, pourrait porter
la conviction dans tous les esprits, et donner l'assurance que les virus ne peuvent être que aquatiques;
mais bien des choses sont encore à dire pour rendre
de toute évidence cette importante vérité.

61.—Tous les virus n'ont pas les mêmes besoins, ni,
s'il est permis de le dire, les mêmes mœurs, parce
qu'ils ne sont pas semblables : leurs cruels effets ne
le prouvent que trop. Il en est qui peuvent exister
quelques instants dans l'air (jamais longtemps), et ce
sont ceux qui ne peuvent contaminer que par l'intermédiaire de ce fluide. Le choléra et la fièvre jaune
me paraissent être dans ce cas. On pourrait, en
quelque sorte, les considérer comme amphibies.
D'autres ne sortent jamais d'eux-mêmes des fluides
qui les contiennent (la vaccine, la rage), et s'ils peuvent conserver la vie après en être sortis par un
moyen quelconque, ils sont dans l'air comme engour-
dis et sans action. Pour leur redonner leur activité
naturelle, *il faut les replonger dans l'eau*, parce que
c'est leur véritable élément. Jamais, sans cela, ils ne
pourraient contaminer : ils sont donc purement
aquatiques.

62. Mais les virus avant d'attaquer, pour la première fois, l'homme et les animaux, résidaient
quelque part sur la terre; car ils n'ont pas commencé
d'être alors. Ils ont, comme tout le reste de la nature, une antiquité égale à celle du temps, et ils sont

un anneau de la création : où étaient-ils donc, ces parasites, avant cette union hétérogène? Depuis qu'ils nous sont connus, nous voyons que les corps aqueux et nutritifs sont leur asile indispensable; qu'ils ne peuvent réellement pas vivre, ou que bien peu, sans y nager toujours, et s'y plonger sans cesse. Ainsi donc, c'était dans des lieux contenant toujours de l'eau, et des sucs nourriciers qu'était leur premier gîte, et nous devons croire que leurs semblables y sont encore. Or les marais, qui réunissent ces deux conditions, qui sont le réceptacle d'une quantité innombrable de diverses espèces d'insectes, me paraissent avoir été leur berceau de tous les temps, et être encore leur demeure naturelle.

63. Oui, c'est dans ces lieux de corruption que vivent toutes les causes virulentes, et ce n'est pas sans raison qu'on les a toujours considérées comme les parties de la terre les plus dangereuses à habiter. Si nous fixons notre attention sur ce qui se passe à cet égard dans les pays marécageux, nous verrons que c'est là que les virus, surtout ceux qui sont aériens, exercent leur funeste empire. Le choléra morbus règne endémiquement sur les bords fangeux de l'Indus et du Gange; la fièvre jaune sur les rives des fleuves et des ports du continent de l'Amérique méridionale et des Antilles. Lorsque ces virus s'avancent dans les terres, *et voyagent au loin*, ce n'est en quelque sorte que par erreur de lieu, et en passant d'un individu à un autre, parce qu'ils y trouvent tout ce qui est nécessaire à leur existence. Pendant qu'ils sont dans l'air, il faut qu'ils trouvent, *à de courtes distances*, des gîtes contenant leur nourriture et les

facilités convenables à leur reproduction, sans cela ils cesseraient d'être bientôt.

64. Ordinairement les virus aériens des climats très chauds, qui passent dans des climats très froids, au moyen des personnes ou des objets qui les transportent, ne peuvent y sévir que temporairement ; *ils s'y épuisent, et périssent dans ces climats étrangers,* tandis que dans leur pays natal ils peuvent contaminer sans cesse, en se retrempant à leur source. La fièvre jaune et le choléra sont venus en Europe, mais ils n'ont pu s'y maintenir. Le virus de la variole est peut-être le seul qui soit cosmopolite, et qui possède tous les modes de transmission. Quant à ceux qui ne sont que aquatiques, il faut aller les trouver dans leur asile pour les prendre : ils ne sont point faits pour voyager d'eux-mêmes.

VIRUS	
AQUATIQUES	**AQUATIQUES ET AÉRIENS**
Ils ne peuvent se prendre que par un contact immédiat ou par inoculation. { Pustule maligne. / Vaccine. / Rage. / Teigne. / Gale. / Syphilis. / Pellagre.	Ils ne se prennent que par l'intermédiaire de l'air. La variole seule peut se communiquer aussi par l'inoculation. { Variole. / Rougeole. / Scarlatine. / Suette. / Choléra asiatique. / Fièvre jaune. / Typhus. / Peste. / Lèpre. / Coqueluche.

Chaque corps qu'ils attaquent a été chez eux, et ils cessent d'exister s'ils ne sont inoculés, ou transmis par un contact immédiat du corps malade à des corps sains. La pustule maligne et la vaccine sont dans ce cas ; je présume que cette dernière a été prise, primitivement, par des vaches dans des eaux bourbeuses. On verra plus bas qu'il est très probable que la pustule maligne fait son séjour dans des lieux semblables. Il me paraît très essentiel de bien distinguer ces deux genres de virus, et je vais le faire dans le tableau ci-dessus.

65. On comprend facilement l'extrême importance de cette distinction, parce que pour se garantir des premiers, qui se prennent par un contact immédiat, il ne faut que des précautions ordinaires ; tandis que pour les seconds, que l'air peut nous communiquer, il faut employer, avec activité et persévérance, tous les moyens préventifs que la science peut faire connaître.

SECTION XVI

TOUS LES VERS QUI VIVENT DANS L'INTÉRIEUR
DE L'HOMME ET DES ANIMAUX SONT AQUATIQUES

66. Par cela seul que ces insectes peuvent vivre et engendrer dans l'intérieur de notre corps, on pourrait, se fondant sur des lois constantes de la nature, en conclure qu'ils sont, et qu'ils ne peuvent être que aquatiques ; mais cette conclusion pourrait ne pas suffire à tous les esprits ; il leur faut des preuves, et je vais en donner.

67. Ainsi que cela a été dit, rien ne m'avait autant préoccupé dès le commencement de ma pratique, que l'existence des matières virulentes, qui,

entièrement inconnues dans leur essence, me paraissaient s'étendre sur tous les êtres qui couvrent la surface de la terre. Je me demandais : Comment se fait-il que l'air, ce principal aliment de la vie, qui devrait l'exciter sans cesse, puisse contenir pour nous des germes de mort? Comment se fait-il qu'un atome de ces matières, passant en nous, puisse agiter tout notre être, le convertir, en partie, en sa propre substance, et finir souvent par le détruire? Tout cela me paraissait difficile à concevoir, mais non pas impossible. Je pensais que si les médecins s'attachaient, avec persévérance, à étudier ces causes de maladies, ils pourraient parvenir à les connaître, parce que, après tout, elles faisaient partie des objets de la nature. C'est cette pensée qui m'a toujours guidé, et qui m'a fait suivre mon sujet aussi loin que mes faibles lumières et ma position me l'ont permis. Lors donc que je dus m'expliquer l'origine des vers qui viennent en nous, je présumai d'abord que l'eau était leur première demeure, parce qu'ils vivaient dans un milieu toujours plein de liquides. Alors je me dis : Si ces insectes sont originaires de l'eau, germes et insectes doivent se retrouver quelque part dans l'eau; *on doit aussi en trouver dans les animaux qui vivent sans cesse dans ce liquide*, et je pris la résolution de les y chercher. Une épidémie vermineuse, qui eut lieu à Gujan en 1811, vint hâter cette recherche; en voici les principales circonstances.

68. Pendant le mois d'août, et jusqu'à la mi-octobre de l'année 1811, il régna dans la commune de Gujan (à deux lieues de la Teste) une maladie vermineuse, qui fit périr 27 enfants. Il en mourut 20

dans le seul quartier de Laruade, qui n'a que 230 habitants ! C'était une fièvre muqueuse très intense, ac-
compagnée d'aphtes, de tranchées, et d'une diarrhée
très violente. Ces évacuations étaient sanguinolentes,
ou avaient la couleur du nankin, et contenaient
ordinairement des strongles. En 1812, j'envoyai
l'histoire de cette maladie à la Société royale de
médecine de Bordeaux, dans un mémoire que je fis
alors sur la constitution médicale des communes qui
bordent le bassin d'Arcachon, pendant l'année 1811.

69. J'avais déjà observé que, lorsque le printemps
était très humide, les affections vermineuses étaient
fréquentes ; or, cette année-là, les mois d'avril et de
mai furent très pluvieux, et cette coïncidence forti-
fiait mon observation. Mais, pour la rendre fructueuse,
il fallait m'expliquer comment l'abondance des eaux
pluviales pouvait produire cette épidémie : c'est de
quoi je m'occupai avec ardeur.

70. Bien convaincu que les vers ne se créent pas
spontanément dans l'économie, comme certaines
personnes paraissent le croire, mais qu'ils nous
viennent du dehors, je fus naturellement conduit à
examiner les eaux de Gujan, et dans toutes celles que
j'observai, je vis, à l'œil nu, des vers blancs, longs
d'une à deux lignes, et de la ténuité d'un cheveu,
qui s'agitaient vivement dans le liquide, et dont la
forme paraissait semblable aux strongles (lombri-
coïdes vulgaris) que les malades rendaient. Je dois
noter ici que la plupart des puits étaient en très mauvais état, et que l'eau de la surface du sol pouvait
facilement y entrer. Rien ne me donnait pourtant
l'assurance que ces petits vers fussent les germes des

grands : mais ayant fait rendre à un malade plusieurs lombrics, courts et très gros, je fis sortir de leurs corps, en les pressant, de petits vers tout vivants, semblables, pour la couleur et pour la forme, à ceux de l'eau ; seulement leurs dimensions, tant en longueur qu'en grosseur, étaient un peu plus grandes, ce que pouvait facilement expliquer la différence de leur nourriture et des lieux qu'ils occupaient.

71. Cette sorte de découverte excita vivement ma curiosité, en même temps qu'elle me raffermissait davantage dans ma croyance. En effet, je voyais les lombrics *se reproduire en nous*, et leurs petits avoir beaucoup de similitude avec les vers de l'eau. Il y avait bien là motif de croire à leur identité, et à la possibilité que ceux-ci, une fois parvenus dans le canal alimentaire, pussent acquérir la grandeur des plus forts strongles, sous l'influence d'une douce chaleur et d'une abondante nourriture. Cependant la preuve ne me paraissait pas complète. Je savais que les chats, les chiens et surtout les cochons avaient des vers ; mais c'était toujours pour moi la même incertitude, quant à leur origine : alors je pensai que, si ces insectes étaient absolument aquatiques, les poissons devaient en avoir.

72. Je fis des recherches nombreuses *sur des poissons d'eau douce*, que fournissent les étangs qui bordent les dunes, et j'en trouvai en quantité, surtout dans le brochet, le sergent et la tanche. Leurs formes étaient les mêmes que celles des lombrics, mais ils étaient plus petits. Je fis les mêmes recherches *sur des poissons de mer*, principalement sur la raie

et le merlan, qui en contenaient en abondance! *J'ai souvent aussi trouvé le tænia* dans plusieurs poissons, et surtout dans une espèce d'éperlan qu'on prend ici dans le bassin d'Arcachon. C'est dans l'automne que tous ces poissons contiennent le plus de vers. On peut s'assurer de l'exactitude de ces faits, en se livrant aux mêmes recherches avec persévérance.

73. Après avoir *vu des vers dans les poissons d'eau douce et d'eau salée*, il me paraît de toute évidence que tout ces animaux sont aquatiques; et que les nôtres nous viennent de l'eau que nous buvons, et qu'ils ne peuvent nous venir d'ailleurs. Si l'on réfléchit bien à cela, et si l'on se donne la peine de faire les mêmes observations que moi, j'ose croire qu'il ne restera plus d'incertitude à cet égard. Cependant, comme il serait possible qu'on m'opposât, comme une fin de non-recevoir, l'idée assez répandue que ces vers se créent spontanément en nous, il me paraît utile de la combattre.

74. Tous les médecins qui ont traité des maladies vermineuses ont pu s'assurer qu'il y a des lombrics qui contiennent de petits vers, tout vivants, dans leur intérieur; or, puisqu'ils engendrent, ils ont eux-mêmes été engendrés, et ne sont pas nés par l'effet d'une création spontanée. Cette croyance, qui me paraît peu scientifique, s'appuie pourtant sur l'opinion de certains savants, qui admettent ce mode de création, pour les êtres les plus bas placés dans l'échelle animale.

75. C'est une grande question, que celle des créations spontanées! La résoudre par l'affirmative est chose facile, puisqu'il ne faut faire aucun travail;

cela plaît à notre esprit paresseux et peu pénétrant; mais peut-être est-ce peu sage. En effet, lorsqu'on réfléchit bien sur l'acte mystique par lequel la matière passe de l'état inerté à celui de matière organisée et vivante, on comprend qu'il y a autre chose qu'une force brute qui opère cette merveilleuse transformation ; que ce mode d'union entre les éléments est primitif, égal au temps pour la durée ; qu'il se transmet d'être à être et ne se crée pas. Ensuite on est persuadé qu'on ne croit à la création spontanée du monde microscopique, que parce qu'on l'a mal étudié, et qu'on l'ignore presque complètement.

76. Les anciens, dont nous dédaignons peut-être trop les opinions relatives aux choses de la nature, nous ont laissé, comme on sait, cette fameuse sentence : *Omnia ex ovo*. C'est qu'eux aussi savaient observer, et peut-être avec un peu plus de profondeur que nous. Il faudrait donc y regarder à plus d'une fois avant d'annihiler ainsi leur sentence, qui paraît plus juste, et par conséquent plus philosophique. De ce qu'on est embarrassé d'expliquer comment se produisent ces petits êtres, il ne faut pas en conclure que cela se fait autrement que chez ceux qui sont plus grands. De même que ceux-ci, le ciron se reproduit par voie de génération, et, dans son infiniment petit, il se montre avec autant de perfection qu'eux. Ne soyons donc pas étonné de cet embarras : nous ne voyons les pères qu'à l'aide des instruments, comment pourrions-nous voir les enfants, et la matière dont ils sont formés ? De même que dans les plantes cryptogames, leurs germes doivent

être d'une ténuité extrême; ce qui peut faire comprendre comment plusieurs sortes d'insectes se développpent dans les parties les plus profondes et les plus solides de notre organisme. J'ai vu des cysticerques remplir tout l'intérieur d'un tibia d'un jeune homme (ils causèrent sa mort) qui était obligé, par état, de passer souvent nu-pieds dans des eaux bourbeuses, et qui buvait chaque jour des eaux de ces marais. Comment les insectes étaient-ils parvenus là? Croit-on qu'ils s'y étaient engendrés?... Pas du tout: leurs germes y étaient arrivés par le torrent de la circulation, de la même manière, par exemple, *que la matière de la petite vérole qu'on a inoculée, et qu'on voit se répandre par cette voie, dans tout notre corps*, après s'être prodigieusement accrue.

77. Ce qui se passe dans ce cas donne l'assurance que les virus *ont des germes qui les reproduisent*; que ces germes sont d'une grande ténuité; qu'ils ont la puissance de traverser toute nos parties, de grandir à nos dépens et de vaincre toujours les forces vitales, pour accomplir leur destinée. Quand on s'occupe sérieusement de ce grandiose sujet, on est surpris que ces phénomènes, si étonnants et si graves, n'aient jamais fixé l'attention des savants pour en tirer des conséquences logiques, qui eussent pu, depuis longtemps, conduire à la parfaite connaissance de ces causes de maladies. Mais, pour ne pas trop m'écarter de mon sujet, je dis : Ainsi que les virus, tous les animaux microscopiques ont des germes qui les perpétuent; lorsqu'on trouve de ces animaux sans savoir d'où ils viennent, c'est que leurs germes les avaient précédés, sans qu'on eût pu les

apercevoir, ni se douter de leur existence. Cette opinion me paraît la seule vraie, la seule conforme aux lois de la nature, parce que nous ne voyons pas de créations nouvelles parmi les êtres que leur grandeur nous permet de voir, et qu'il me paraît rationnel de croire qu'il en est de même pour ceux que nous ne voyons pas. Si en semblable matière on devait, pour la mieux éclaircir, appeler la philosophie à son aide, ne pourrait-on pas dire : que la création fut complète dès le commencement des temps, qu'elle est toujours une, et qu'elle se continue sur les mêmes bases, d'après des lois fixes et invariables ?

78. Ici se termine la partie théorique de mon travail. J'ai tâché de l'établir sur des principes naturels, me servant pour cela de la méthode comparative et analytique. Malgré cela je ne prétends pas avoir tiré tout le parti possible de mon sujet, ni l'avoir traité avec perfection et sans erreur ; mais, si mes faibles lumières et ma raison ne m'ont pas laissé entièrement faillir, il m'est permis de croire que j'ai dit des choses vraies et utiles. Dans la partie qui va suivre, j'exposerai ce que ma longue pratique a pu m'apprendre sur les maladies virulentes. Mes lecteurs verront que j'ai cherché à connaître les effets des virus dans les maladies qu'ils produisent, et ils jugeront si j'ai suivi les saines doctrines dans ce qui peut maintenant en être connu. Lorsque j'aurai été forcé de me guider seul, faute de voies tracées par la science, j'ose espérer qu'ils apprécieront mes efforts pour tâcher de me conduire d'après des principes véritablement dogmatiques. Ayant ainsi composé

mon œuvre j'y joindrai une petite dissertation sur
l'entrée du choléra asiatique en Europe, et sur la
marche qu'il y a suivie. Ce sujet s'unira, naturellement, à ce qui doit le précéder, parce qu'il tendra à
jeter plus de lumière sur la pathogénie des virus.

SECONDE PARTIE

—

SECTION PREMIÈRE

DE LA PETITE VÉROLE
CONSIDÉRÉE COMME VIRUS IRRITANT

79. J'ai classé les virus (57-58) en visibles, invisibles, passagers et persistants. Je les ai aussi distingués en irritants, rongeants, sédatifs et septiques ou putréfiants. Je voudrais justifier ces classements par des observations cliniques, afin de donner à mon travail cette solidité dont il a besoin pour mériter, si c'est possible, la confiance et l'assentiment de ses lecteurs éclairés et judicieux.

80. La première des maladies virulentes, celle qui mérite le plus d'attention, c'est la petite vérole, parce qu'elle est une des plus graves, qu'elle est encore une des plus répandues et qu'elle possède, au plus haut degré, tous les caractères qui leur sont propres. J'ai dit que son virus est irritant, et cependant il produit souvent la gangrène, ce qui semble impliquer contradiction. Il me faut donc expliquer comment cette gangrène peut être produite, sans que le virus cesse

d'avoir la qualité qui lui est assignée, et prouver que cette funeste décomposition n'est pas un de ses produits naturels.

81. Ce virus est toujours un, soit qu'il tue, soit qu'il produise peu d'effet. Cette différence extraordinaire ne peut venir que de la disposition des sujets qu'il attaque, et des circonstances dans lesquelles ils sont placés. Si c'était un pouvoir inhérent en lui de corrompre notre être, *comme on peut le dire de la pustule maligne*, il le corromprait toujours, et il ne le fait pas. Il subsiste à nos dépens, et se multiplie plus ou moins en nous; mais il n'est que la cause déterminante, et non la cause efficiente de la gangrène, ainsi que je vais essayer de le prouver.

82. J'ai vu un grand nombre de varioles, mais c'est surtout en 1833 et 1834, pendant une épidémie qui a régné dans mon arrondissement, que j'ai pu m'assurer de la qualité irritante de ce virus. On verra à quel heureux résultat cette théorie m'a conduit, et où elle pourrait conduire ceux qui l'adopteraient avec discernement. Parmi les cas qui se sont offerts à ma pratique, pendant ces deux années, il en est cinq des plus dangereux qu'on puisse jamais observer. Pour donner à ce que je dirai toutes les garanties possibles, je vais nommer les personnes qui en sont l'objet, afin que si mon opuscule reçoit quelque publicité, chacun puisse s'assurer de l'exactitude de ce que j'avance :

Marie Lagueyte, journalière.

Joachim Laborde, maçon.

Marie Mouliest, journalière.

Les deux frères Ducos, marins.

Tous de la Teste.

Maintenant je vais donner les histoires de deux de ces maladies que j'ai recueillies avec le plus grand soin ; il serait superflu, je pense, de donner les trois autres, parce qu'il me faudrait répéter les mêmes choses.

83. Marie Lagueyte, âgée de vingt ans, bien constituée, mais vivant dans la plus profonde misère, fut atteinte de la fièvre le soir du 27 mai 1833. Dès le 28, cette fièvre était des plus violentes, avec agitation extrême et délire. Des voisins charitables accoururent près d'elle, lui donnèrent les premiers soins, et, présumant que c'était le prélude d'une mauvaise petite vérole, ils me firent appeler. Voici quel était l'état de la malade : Pouls extrêmement accéléré et plein, figure très animée, yeux brillants et hagards, langue d'un rouge vif, peau brûlante, système capillaire fortement injecté, urine claire, constipation et violent délire. Ce dernier symptôme était tel que la malade cherchait toujours à se lever de dessus son grabat, et qu'elle parlait sans cesse d'une manière incohérente. Parfois elle reconnaissait ceux qui l'entouraient, pourvu qu'on la secouât vivement, pour fixer son attention. J'ordonnai 30 sangsues sur l'épigastre, des pédiluves synapisés, une tisane de veau et des lavements émollients. Il était six heures du soir. A minuit les sangsues avaient saigné considérablement et saignaient encore. On avait donné plusieurs bains de jambes et deux lavements. La peau était humide ; la fièvre et le délire avaient beaucoup diminué. Le 29, à sept heures du matin, la fièvre était légère, le délire avait cessé, et une douce moiteur couvrait tout le corps. Yeux larmoyants, langue

encore rouge sur ses bords et à la pointe, épigastre
douloureux. Deux nouveaux lavements produisirent
plusieurs selles abondantes et bilieuses. A quatre
heures de l'après-midi la fièvre avait repris, mais avec
bien moins de force; la peau était humide, et com-
mençait à se couvrir de petits points rouges, surtout
au visage; langue sèche, soif, point de délire, épigastre sensible. (12 sangsues sur cette partie; continuation des mêmes moyens.) Le 30 à six heures du
matin, la fièvre avait entièrement cessé; les boutons
varioleux étaient bien apparents à la tête et sur le
tronc. La malade sentait le besoin de manger : je
permis du lait, mêlé à une décoction d'orge et édul-
coré avec du sirop de gomme. Le 1er juin l'éruption
était générale, de telle sorte qu'il n'y avait pas un seul
point du corps qui n'en fût couvert; malgré cela la
malade était bien, et n'éprouvait que le malaise or-
dinaire dans sa situation. Le 2 même état. Le 3, à
huit heures du matin, la fièvre avait repris, elle était
peu forte, et les boutons avaient grandi. A sept heures du soir, pouls vif, céphalalgie, urines rouges.
(Pédiluves simples, infusion de tilleul.) La nuit fut
agitée. Le 4, au matin, amendement de tous les
symptômes. (Lavements émollients.) Le soir, exacer-
bation de la fièvre; langue animée, céphalalgie, mal
de gorge, soif, yeux douloureux et rouges. (4 sangsues aux apophyses mastoïdes.) Le 5, mieux-être général, peu de fièvre: la suppuration est complète; les
pustules sont pleines et d'un beau blanc. Le 6, peu
de fièvre, appétit. Continuation du lait pour toute
nourriture. Le 7, l'éruption commence à brunir à la
face. Le 8, même état. Le 9, apyrexie complète. Des-

siccation progressive. Dès ce jour-là, la malade fut de
mieux en mieux, et n'eut besoin d'autres soins que
ceux que peut nécessiter la convalescence d'une aussi
grave maladie.

84. Marie Mouliest, âgée de dix-huit ans, d'une
assez forte complexion, adonnée aux travaux les
plus pénibles des champs. Ayant été atteinte d'une
fièvre intermittente pendant l'automne de 1832, ses
règles se supprimèrent, et elle devint chlorotique.
C'est pendant qu'elle était dans cet état que le fléau
l'atteignit le 26 août 1833. Appelé près d'elle le matin du 27, j'observai les symptômes suivants : Pouls
petit et très précipité; violent mal de tête; yeux
larmoyants; figure pâle et comme bouffie; langue
rouge sur ses bords et blanche au centre; rate engor-
gée; nausées, constipation, urine limpide. J'ordonnai
12 sangsues sur l'épigastre, et une tisane d'orge
édulcorée avec le sirop de gomme. Vers quatre heures du soir, quoique les sangsues eussent bien
saigné, la fièvre était très forte, la langue sèche, et
la soif vive : 12 sangsues furent encore appliquées.
Le 28, au matin, la fièvre, la soif et la céphalalgie
avaient diminué. Les lavements émollients produisirent trois selles abondantes et glaireuses. Le soir,
augmentation de tous les symptômes, mais ils sont
moins forts que la veille. Diminution de la fièvre, le
matin du 29. Le soir, des points rouges couvrent
tout le corps. Le 30, même état : l'éruption est partout bien apparente. Le 31, vers trois heures de
l'après-midi, la fièvre augmente fortement, et la nuit
est très agitée. La malade s'endort parfois, se réveille
en sursaut et en criant. Le 1er septembre, elle est

assez calme, quoique la fièvre soit encore intense.
Le soir, augmentation de la fièvre, sécheresse de la
langue, soif, léger délire. Je prescris de la tisane
de veau et 6 sangsues derrière les oreilles. Le 2, un
peu de calme dans les symptômes. Une forte selle
mêlée de glaires sanguinolentes. Le 3 et le 5, la malade est assez calme ; la fièvre est assez peu forte.
Le 5, même état ; l'éruption est à son plus haut degré. Tout le corps ne forme qu'une masse mons-
trueuse ; il y a des pustules dans les yeux et dans la
bouche. Dès ce jour, malgré l'excessive abondance
de l'éruption, la maladie marche régulièrement, et
n'offre aucun symptôme saillant, si ce n'est la cruelle
douleur qu'un tel mal fait éprouver. La chute des
croûtes se fit par lambeaux de diverses grandeurs,
qu'on aurait pris pour des parchemins. Les coudes,
les talons et le coccyx restèrent ulcérés pendant quelque temps, après la desquamation. La santé ne fut
rétablie que vers la fin de novembre.

85. J'ai présenté ces deux observations aussi la-
coniquement qu'il m'a été possible, mais je n'y ai
rien omis d'essentiel. Dans tous les autres cas aussi
dangereux, j'ai fait un traitement semblable, c'est-
à-dire franchement antiphlogistique ; mais avec des
modifications, selon l'urgence. La nourriture a toujours été du lait et des fécules, jusqu'à ce que la des-
siccation fût avancée. Outre les cinq malades cités
ci-dessus, j'en ai eu d'autres qui, quoique moins gra-
vement atteints, ont nécessité une médication active,
et j'ai eu le bonheur de les guérir tous. Je ne me
suis pas conduit ainsi seulement parce que des
grands maîtres ont prescrit la saignée dans cette ma-

ladie, mais aussi parce que j'ai raisonné la manière d'agir du virus ; toutefois, pour rendre cette théorie plus claire, je vais lui donner un certain développement.

86. Je suppose qu'un adulte, fortement constitué, soit atteint par ce fléau à un très haut degré ; le virus agit en irritant violemment toute l'économie, *surtout les systèmes muqueux et dermoïde, siège de la plus grande sensibilité.* L'excitation que ces tissus éprouvent *réagit sur le cœur* avec une force d'autant plus grande que le sujet est plus irritable : *C'est là qu'est le danger.* Ce n'est pas le virus qui tue, *c'est la violence de la circulation.* Il n'y a nulle part une véritable inflammation dès le commencement du mal, il n'y a qu'une forte irritation. L'inflammation est consécutive, mais elle ne tarde pas à s'établir. Le pourpre qui apparaît souvent, pour annoncer presque infailliblement la mort, n'est qu'une terminaison par gangrène de cette inflammation et non une corruption produite par l'essence même du virus. En arrêtant ou en diminuant à temps cette inflammation, on n'aurait peut-être jamais le malheur de voir cette redoutable terminaison. L'époque pour agir est le premier ou au moins le second jour de la fièvre ; plus tard, on ne pourrait pas se promettre le même succès. Souvent, dès le troisième jour, le mal est fait. Ce qui est dit plus haut explique cela. Tout ceci doit s'entendre des cas les plus graves. Il suit de ce qui précède qu'il faut s'attacher à diminuer convenablement, en temps opportun, par tous les moyens possibles, la vélocité de la circulation. C'est au praticien judicieux à juger du point où il doit s'arrêter. Le

point qui m'a paru le plus salutaire est celui dans lequel le pouls reste un peu au-dessus de l'état normal. J'ai toujours réussi à le ramener à cet état en agissant comme il est dit dans les observations précédentes, et quelquefois au moyen de la saignée générale ; Joachim Laborde a été saigné deux fois. Ce traitement, pas plus qu'un autre, *ne diminuera jamais en rien l'étendue de l'éruption,* qui sera toujours tout aussi confluente ; mais on empêchera ce qu'il y a de dangereux dans cet enfantement, qui sera rendu plus facile. Cette persistance d'une très grande quantité de pustules dans les varioles confluentes, *qui ont subi un traitement méthodique,* mérite une grande attention, et milite en faveur de mon opinion sur les virus. En effet, si les boutons étaient le produit de la fièvre, ou de causes qui dépendissent uniquement de l'organisme, les saignées, les remèdes et le régime devraient en diminuer le nombre, *de même qu'ils diminuent tous les autres symptômes;* mais non : la puissance qui les produit (ces boutons) domine toutes les puissances qui sont en nous, et tous les moyens de l'art ! J'appelle sur ce terrain tous les bons praticiens qui sont sans prévention, et je leur promets des succès qu'ils n'oseraient peut-être pas espérer par d'autres méthodes. Pour cela, il ne faut pas que le médecin se borne à ordonner les sangsues ou la saignée, puis, qu'il s'en aille ; mais il doit rester, et, ses doigts sur le pouls du malade, il faut qu'il juge du moment où il doit arrêter le sang. C'est là, pour le succès, la condition *sine qua non.*

87. Je sais qu'une épidémie de petite vérole peut présenter de grandes différences, selon les localités et

la constitution régnante, quoique le virus soit toujours le même. Si le pays qu'il envahit est malsain, et s'il y règne d'autres maladies graves, la petite vérole pourra se compliquer et devenir plus meurtrière. Dans ces cas, le médecin instruit saura modifier ce traitement selon l'urgence. L'épidémie que j'ai observée n'a présenté aucune circonstance étrangère, la maladie était franchement inflammatoire. Il serait très possible que dans un hôpital, par exemple, ma méthode, exécutée rigoureusement, pût être nuisible. Qu'il soit donc bien entendu que je la propose pour les cas de variole très graves, mais exempts de complications. Il est facile de connaître, dès son début, une petite vérole qui doit être très confluente, et par conséquent dangereuse ; par la violence du pouls, le malaise, la vive coloration des capillaires cutanés et muqueux ; par la douleur de tête, la rougeur des yeux, la douleur épigastrique, la soif, la sécheresse de la langue, le vomissement, et enfin le délire. J'ose espérer qu'en se pénétrant bien de ce qui vient d'être exposé, on reconnaîtra que ce virus est irritant, et que c'est sur l'appréciation de cette qualité que doit être basé le traitement qui lui convient.

88. La rougeole et la scarlatine, moins graves en général que la variole, n'en sont pas pour cela moins dangereuses dans bien des cas ; tous les praticiens le savent assez. Eh bien ! l'expérience m'a prouvé que le même traitement leur convient à merveille, parce qu'elles sont produites par des virus purement irritants.

SECTION II

DE LA VACCINE CONSIDÉRÉE DANS SES RAPPORTS AVE
LA VARIOLE, ET DE LA NÉCESSITÉ D'EN FAIRE UNE
ÉTUDE SPÉCIALE

89. La découverte de la vaccine est venue nous faire connaître un phénomène des plus singuliers et des plus importants, à savoir, la faculté qu'a ce virus de pouvoir être substitué à la petite vérole, et *vice versa*. Ce fait me paraît fondé sur une opposition de nature entre ces virus, ou sur une sorte d'antipathie, et il me semble plus répandu dans la nature qu'on ne le pense. Quoi qu'il en soit, l'expérience vient, malheureusement, nous prouver que cette double substitution n'est que temporaire, et qu'après un délai qu'on ne peut fixer, l'aptitude à éprouver les effets d'un de ces virus renaît en nous, et nous ne savons pas encore quel est le terme où elle peut finir. Toutefois, lors même qu'un de ces virus revient en nous, les traces de la cause qui l'avait longtemps repoussé ne sont pas, ordinairement, tout à fait effacées dans l'organisme, puisque la petite vérole qui vient après la vaccine a, presque toujours, des caractères plus bénins, et qu'elle se présente sous des formes un peu différentes de celles qui lui sont propres.

90. Ce fait si majeur, et si bien constaté, peut faire espérer d'en découvrir d'autres semblables parmi les virus. Plusieurs marins, dignes de foi, m'ont assuré que les individus atteints de la vérole ne contractaient pas la fièvre jaune des Antilles, ou

qu'ils l'avaient plus légère que les autres, Quoi qu'il en soit, il devient urgent d'étudier, d'une manière spéciale, tout ce qui regarde le vaccin.

91. Je voudrais surtout qu'on s'occupât : 1º de découvrir le gîte du vaccin dans les pays où il règne (ainsi que je l'ai dit plus haut, je crois qu'il habite les lieux marécageux); 2º si les vaccinations faites directement de la vache à l'homme préservent pour plus longtemps que celles qui sont faites d'une personne à une autre; 3º de voir s'il ne serait pas avantageux d'inoculer de temps en temps du vaccin aux vaches, comme pour le retremper dans sa source primitive, dans la vue de lui donner plus d'activité; car, si j'en crois ma pratique, qui est assez étendue à cet égard, il m'est permis de penser que le vaccin a moins de force qu'il n'en avait dans le premier temps de sa découverte; 4º enfin, d'expérimenter, surtout, s'il ne serait pas toujours nécessaire de prendre le vaccin sur la vache pour l'inoculer.

92. Dans beaucoup de localités les sages-femmes se sont emparées de la pratique de la vaccine, en inoculant tous les enfants dès les premiers mois de leur naissance; aussi voit-on depuis quelque temps la petite vérole y sévir avec presque autant d'intensité qu'avant la découverte de ce spécifique. C'est là un très grand mal, *que l'autorité devrait empêcher*. Ce n'est pas que les médecins aient manqué de zèle ni de désintéressement pour propager la vaccine, tant s'en faut ! mais cela vient de ce que les matrones cherchent à se donner de l'importance auprès de leurs clientes. Dans l'état actuel de nos connaissances sur le vaccin, et vu les manifestations toujours croissantes

de la variole, ce ne serait pas trop de la réunion de toutes les lumières des hommes de l'art, pour comprendre tout ce qui concerne ce préservatif, et pour le rendre aussi efficace que possible.

SECTION III

DE LA RAGE CONSIDÉRÉE COMME VIRUS IRRITANT ET CONTAGIEUX

93. Personne ne peut douter que la rage ne soit un virus irritant, et même le plus fort de tous. Il agit sur les centres nerveux, principalement sur la moelle épinière, et dès que les symptômes qui le caractérisent commencent à se manifester, peu de jours lui suffisent pour causer la mort; sa manière d'agir a de l'analogie avec celle des causes traumatiques qui produisent le tétanos.

94. Mais si l'on ne peut élever aucun doute sur sa manière d'agir, il n'en est pas de même sur sa faculté contagieuse, puisque des médecins, d'un assez grand renom, lui contestent cette propriété, et doutent de l'existence d'un virus rabique. D'après eux, la rage ne serait due qu'à la peur, qui ferait naître une surexcitation nerveuse étrangère aux causes virulentes. Je ne crois pas qu'on ait jamais substitué une plus grande erreur à une vérité plus palpable. Quoi! la rage n'est pas contagieuse? Elle n'existe pas? C'est la peur qui la fait naître? D'où vient donc que les animaux enragent après avoir été mordus par un animal atteint de cette maladie, et que l'homme peut aussi enrager avant l'âge de raison? La

peur peut-elle produire de si terribles effets sur des êtres incapables d'avoir peur, et de prévoir le danger qui les menace ? Une croyance aussi erronée est le comble de l'ignorance ou de la mauvaise foi. Il faut que ceux qui soutiennent une si funeste opinion n'aient jamais observé les effets du virus rabique, et qu'ils l'aient conçue dans leur cabinet.

95. Après tant de faits authentiques, que possède la science, de la transmission de la rage d'animal à animal, et des animaux à l'homme, il est de la plus coupable témérité d'oser seulement élever des doutes à cet égard. Il ne serait certainement pas nécessaire d'ajouter de nouveaux faits à ceux déjà connus, pour convaincre les médecins expérimentés de la réalité du virus rabique; mais il importe d'accabler les incrédules, par l'exposition de faits nouveaux et irréfragables; c'est pourquoi je vais en exposer deux connus dans toute ma contrée, et auxquels la peur n'a nullement pu contribuer.

96. Le 10 octobre 1812, un chien suivant la route de la Teste à Bordeaux, au lieu nommé Lesticaire, commune de Cestas, passe dans une prairie où paissaient quatre vaches, les mord toutes quatre, et ne les quitte qu'après avoir été chassé par des paysans, accourus au beuglement de ces vaches. Tout cela se fit si rapidement que les paysans n'eurent pas l'idée que ce chien fût enragé.

97. Dix-huit jours après cet événement une vache refuse la nourriture et la boisson; elle bave, paraît triste, et les chairs lui tremblent d'une manière toute particulière. On ne soupçonne pas encore la nature du mal. La nuit suivante une autre vache tombe ma-

lade, présente les mêmes symptômes, et, de plus, cherche à courir sur les personnes qui l'approchent. Alors on se rappelle la scène du chien, on s'alarme, et bientôt un vétérinaire vient constater l'existence de la rage. Le soir du 19 les deux autres vaches furent prises du même mal, et toutes étaient mortes troisjoursaprès l'apparition des premiers symptômes. Je les ai vues toutes quatre avant leur mort.

98. Un enfant de la Teste, âgé de trois ans, appartenant à un nommé Roquet, est mordu au petit doigt par un épagneul, chez une dame du voisinage. On ne tient aucun compte de cette morsure. Le chien disparaît, et, malgré cela, on ne pense pas à l'enfant. Dix-sept jours après il est en proie aux symptômes de la rage, et meurt dans deux fois vingt-quatre heures. Je n'ai pas vu ce cas, qui est arrivé en l'année 1782, mais il m'a été attesté par le chirurgien, par des parents de l'enfant, et enfin c'est ici un fait de notoriété publique.

99. Était-ce la peur qui, dans ces cas, avait fait naître la rage? Il n'y a qu'un insensé qui pût répondre affirmativement.

SECTION IV

DE LA SUETTE

100. Il ne m'a pas été donné d'observer la suette; mais, d'après les descriptions qu'on fait de cette maladie, je crois pouvoir la considérer comme un virus irritant.

SECTION V

DE LA PELLAGRE

101. Il est des choses d'une très mince importance qui retentissent bien fort dans le monde, et d'autres, quoique intéressant la société au plus haut degré, qui restent ignorées, ou dont on ne s'occupe que faiblement. L'existence de la pellagre dans les landes, dites de Gascogne, rentre dans cette dernière catégorie; car c'est à peine si les journaux de médecine en ont parlé au delà des deux départements où elle exerce ses ravages. Cependant, la présence de ce fléau dans notre belle France est un fait assez grave, pour mériter d'être porté à la connaissance de tout le monde médical, et pour devoir exciter la vive sollicitude du gouvernement. Depuis que j'en fis la découverte, il y a plus de 25 ans, je n'ai cessé de m'occuper de cette redoutable affection et de tâcher de la faire connaître en envoyant des mémoires à diverses sociétés savantes, notamment à l'Académie de médecine de Paris; mais on n'a pas beaucoup écouté le pauvre praticien des landes, quoiqu'il parlât au nom de la science et des malheureux malades. Espérons que la voix de l'humanité finira par se faire entendre, et qu'on portera bientôt des secours efficaces aux populations que cette cruelle maladie décime. J'aurais encore beaucoup de choses à exposer sur ce grave sujet, mais ce serait trop m'écarter du plan de ce travail. Je me borne à dire que, par l'aspect de tous les

symptômes, et que par le traitement qui lui convient,
la pellagre est un virus irritant.

SECTION VI

DES VIRUS RONGEANTS ET DES VIRUS SÉDATIFS

102. Je réunis ici, dans la même section, ces deux
genres de virus, et je ne disserterai pas pour faire
croire aux qualités qui leur sont attribuées, parce
qu'il est facile à chacun de s'en assurer par la plus
simple observation. La syphilis, la teigne, la gale et
la lèpre agissent certainement en rongeant nos parties. Le choléra asiatique, la fièvre jaune et le typhus
sévissent bien évidemment en déterminant une faiblesse plus ou moins grande de tout le corps. J'allai
étudier le choléra pendant qu'il était à Bordeaux,
parce que je m'attendais à le voir arriver dans les
tristes oasis que je parcours chaque jour, et j'ai pu
m'assurer, par moi-même, qu'il était sédatif. Il ne
vint pas dans les landes, et l'on croit généralement
ici que c'est à l'évaporation de l'essence des pins, qui
forment la masse de nos forêts, que nous devons
l'avantage d'en avoir été préservés, ce qui n'est pas
invraisemblable.

SECTION VII

DE LA PESTE ET DE LA PUSTULE MALIGNE
COMME VIRUS SEPTIQUES

103. Je n'ai jamais vu la peste, mais d'après ses symptômes, on ne peut lui refuser ce caractère. Il est certain qu'elle corrompt notre corps avec une grande promptitude.

104. Si je n'ai pas vu la peste, je puis dire qu'il y a peu de mes confrères qui aient eu, aussi bien que moi, l'occasion d'observer la pustule maligne. Je puis en donner une description très exacte et bien circonstanciée. C'est ce que je vais faire dans les deux observations suivantes.

105. M. Bestaven, riche propriétaire de la Teste, âgé de 30 ans, d'une structure athlétique, passait ordinairement une partie *de l'été* sur une propriété qu'il avait à Sainte-Eulalie-en-Born, département des Landes. Au centre de ce domaine, et tout près de la maison d'habitation, est un vaste marais, partagé par un large ruisseau assez poissonneux, dans lequel M. Bestaven allait souvent pêcher, en traversant, nu-pieds, ledit marais. Le 29 août 1808, M. B... revenait de cette propriété, et il n'était plus qu'à un petit quart de lieue de la Teste, quand il sentit une vive douleur à la partie antérieure et moyenne de la jambe gauche. Il eut d'abord l'idée de descendre de cheval pour voir ce que c'était, mais sentant augmenter cette douleur, qui lui saisissait tout le corps, et crai-

gnant s'il descendait de ne pouvoir plus remonter, il résolut de se rendre chez lui au galop. Aussitôt son arrivée, il m'envoya chercher. Je le trouvai couché, la jambe nue, et je vis, sur le lieu indiqué, une pustule, de la grosseur d'un gros grain de maïs, noire au centre, *et entourée d'un mince cercle jaunâtre.* Le malade accusait une très forte douleur qui s'étendait jusqu'à l'aine; il se sentait le corps brisé; mais du reste tout était dans l'état normal. J'examinai cette pustule environ deux minutes avec une curieuse attention. Pendant ce court instant, elle grandit du double, le cercle jaune s'étendait d'abord, puis la gangrène du centre suivait *à vue d'œil.* Ce cercle, recouvert seulement de l'épiderme, était transparent, et contenait un liquide jaune, au sein duquel il y avait un mouvement rapide, qui partait du bord extérieur, et qui provenait de ce que ce liquide attaquait les chairs vives. Je ne puis mieux le comparer qu'au mouvement que fait un acide en attaquant un métal. Je cautérisai ce mal redoutable avec de l'acide nitrique, étendu d'un peu d'eau. Un instant après cette cautérisation toute douleur cessa, et le malade n'eut plus à supporter que le traitement d'une plaie simple; Il est très certain qu'il n'eût pas fallu un grand retard pour que les accidents généraux se fussent déclarés, et que la mort fût survenue, comme cela est arrivé au jeune homme qui va faire l'objet de la seconde observation.

106. Jean Villeneuve, cultivateur, de la commune de Sanguinet, département des Landes, âgé de 29 ans, d'une santé florissante, habitant un quartier entouré de marais, fut atteint, le 6 juin 1825, d'une pustule

noire, et très douloureuse, à la partie interne de la lèvre supérieure. Ses parents, effrayés de ce mal, envoyèrent chercher un médicastre, à deux lieues de distance, qui eut pourtant la bonne foi de convenir qu'il ne connaissait pas cette maladie. Soudain l'on me fit appeler; mais, quelque diligence qu'on eût pu faire (j'étais à 8 lieues deposte), je n'arrivai que 36 heures après que la pustule s'était montrée. Voici l'état horrible du malade : tout l'intérieur de la bouche était noir et sec comme du charbon; la pustule ne se distinguait plus; les gencives étaient entièrement détachées des dents; celles-ci étaient branlantes; tout le corps était couvert de phlyctènes gangreneuses, et le malade disait ne plus souffrir. Mais ce qui étonnera beaucoup, et qu'on ne peut s'expliquer qu'en pensant à la force herculéenne et au courage imperturbable de ce malheureux jeune homme, c'est que son pouls était encore assez fort, qu'il pouvait se lever de son lit, et qu'il demandait à manger !!! Cet effort de la nature ne dura pas longtemps : j'étais arrivé à deux heures de l'après-midi; à six heures le pouls s'affaiblit beaucoup; le malade ne parlait plus, un délire tranquille survint, et il expira le lendemain à sept heures du matin.

107. Plusieurs choses sont à remarquer dans ces deux observations : 1° la pustule maligne attaque principalement ceux qui habitent près des marais, ou qui vont se baigner dans leurs eaux bourbeuses, où naissent, croissent, meurent et se putréfient une quantité innombrable de plantes et d'animaux. C'est donc dans ces lieux de corruption que réside et se multiplie, pendant le temps chaud, le virus charbon-

neux. On aura une entière conviction de cela, lorsqu'on saura que rien n'est plus fréquent que de voir
les vaches qui paissent dans les marais, être atteintes,
l'été, du charbon ou anthrax, et que les personnes
qui ont la témérité de les écorcher, ou de toucher
leurs chairs encore chaudes, contractent facilement
la pustule maligne; 2° ce virus reste un certain temps
dans l'inaction, après s'être inoculé, puisque M. Bestaven avait pu faire un voyage de douze lieues avant
de le sentir, et il est plus que probable que la contagion datait au moins de la veille, car il n'était pas
allé dans le marais le jour de son départ; 3° ce mal
ne peut se prendre que par un contact immédiat. Si
l'air pouvait suffire pour le communiquer, il est très
probable que quelques-unes des nombreuses personnes qui vinrent visiter Villeneuve l'auraient con-
tracté, car toute la maison était remplie des émanations infectes que répandait ce malheureux; 4° il est
très probable que le liquide qui était dans le cercle
jaune (ce cercle avait une ligne et demie de large)
était le virus lui-même, et qu'en l'inoculant on aurait
produit cette pustule; 5° ce virus agit du dehors au
dedans, et il agit avec une promptitude dont il importe de bien se pénétrer, afin de ne pas perdre de
temps pour le détruire. L'absence de tout accident
chez M. Bestaven, après la cautérisation, prouve incontestablement que la maladie n'est que locale dans
le principe, et la fin cruelle de Villeneuve dit avec
quelle vigilance on doit agir pour l'empêcher de devenir générale.

108. Je termine ici l'exposé des observations que
j'ai cru les plus convenables pour appuyer ma théo-

rie sur les effets des virus particuliers à l'homme ;
mais j'ai dit qu'il y avait des virus qui semblaient
propres aux animaux qui pouvaient nous attaquer.
J'ai déjà annoncé au commencement de ce travail,
que j'avais une observation de la morve communiquée
à l'homme ; je crois qu'il ne sera pas inopportun de
la placer ici, et qu'on m'en sera d'autant plus gré
qu'elle est la première qui ait été recueillie.

SECTION VIII

MORVE COMMUNIQUÉE A L'HOMME

109. Pierre Daysson, natif de la Teste, âgé de
32 ans, d'une structure athlétique, artiste vétérinaire
de l'école d'Alfort, et établi ici en cette qualité, fut
chargé, en 1810, par M. le préfet de la Gironde,
d'aller donner des soins à des chevaux malades dans
le pâturage public d'Audenge, situé au confluent de
la rivière de l'Eyre et du Bassin d'Arcachon. Daysson
vit de suite que ces chevaux avaient la morve. Plein
de zèle pour son art, et voulant répondre à la confiance de M. le préfet, il allait chaque jour voir ses
malades, les traitait, et faisait sur eux des expériences.

110. Le 6 mai de ladite année 1810, Daysson
vint me consulter pour un mal qui avait son siège
à la partie postérieure des fosses nasales, et qui,
comprimant le voile du palais, laissait voir dans la
bouche une tumeur de la grosseur d'une noisette,
-dure, peu sensible et sans changement de couleur de

la partie du voile qui la recouvrait. A cela se joignait un écoulement séreux et très fétide par les narines. La muqueuse de ces deux cavités était rouge et parsemée de petits ulcères, qui me parurent d'abord assez semblables à des aphtes. Sachant que le consultant traitait des chevaux morveux, j'eus d'abord l'idée qu'il pouvait avoir pris leur maladie. Préoccupé de cette idée, je lui fis une série de questions, dont voici les réponses : « Les pacages sont vastes et entourés de marais. Il n'y a d'autre habitation que celle du garde. Un grand nombre de chevaux sont morveux : j'en ai abattu plusieurs, dont j'ai fait l'autopsie. Bien des fois *j'ai flairé leurs naseaux*, et j'y ai enfoncé mes doigts pour en retirer la matière qu'ils contenaient, afin de juger de ses qualités, et souvent *j'ai négligé de me laver les mains*, parce que je n'avais pas d'eau à ma portée. »

111. Après avoir ainsi répondu à mes questions, il me demanda : « Pensez-vous que j'ai pris la maladie des chevaux? » Je lui dis que je ne croyais rien de positif à cet égard, mais que je l'avais ainsi questionné pour mieux fixer le diagnostic; que, quoique cette idée se fût à la vérité présentée à mon esprit, j'étais plus disposé à croire que son mal était d'origine vénérienne. « Oh! s'écria-t-il, si vous ne trouvez aucune autre cause que celle-là, ma maladie est la morve; car je n'ai jamais eu la vérole. »

112. J'étais au lit malade dans ce moment; le cas qui se présentait me paraissait très grave, et nécessiter de prompts secours. Dans cet état des choses, et voulant m'éclairer davantage, je conseillai au malade d'aller consulter à Bordeaux. Je l'adressai à MM. Gué-

rin et Lapeyre, praticiens très distingués de cette
ville. Ces médecins, auxquels j'écrivis, partagèrent
mes soupçons sur l'étiologie du mal ; mais attendu
qu'aucun remède n'était connu pour le combattre
d'après ce point de vue, ils décidèrent qu'il serait fait
un traitement anti-vénérien. Je dirigeai ce traitement
sur leur consultation ; mais il ne produisit aucun
effet, et la maladie s'aggrava promptement d'une manière désespérante. Alors mes confrères et moi ne
pûmes plus douter que ce fût à la morve, venue des
chevaux, que nous avions affaire, et le malade lui-
même ne cessait de dire qu'il avait la morve. Il y avait
un mois que ce traitement était commencé lorsqu'il
fallut l'abandonner. Dès ce moment il ne fut donné
au malade que les soins nécessités par quelques
accidents qu'il fallut combattre et dont on aura une
idée par le tableau des symptômes que je vais énu-
mérer.

113. Le mal datait d'un mois et demi, c'est-à-dire
qu'il y avait ce temps que le malade s'en était aperçu.
Alors la tumeur de la bouche était ulcérée, et laissait
couler un pus ichoreux. Le voile du palais présentait
un large ulcère percé à son centre, par où les boissons
passaient en partie, et sortaient par le nez. Les gencives
fongueuses, flasques, pendantes, entièrement détachées des dents, donnaient une matière sanieuse. Le
flux nasal était continu, rougeâtre, séreux, d'une telle
puanteur qu'il n'était guère possible de rester près
du malade. La muqueuse nasale, fortement enflam-
mée, était garnie de petits ulcères à bords renversés et
douloureux. Les glandes sous-maxillaires s'étaient
engorgées et adhéraient aux os. De fortes hémor-

rhagies nasales avaient lieu de temps en temps. Le
malade devint sourd et comme idiot; malgré cela
il mangeait beaucoup et il avait encore des forces.
Enfin la fièvre lente et la diarrhée survinrent, pour
terminer cette horrible agonie, après trois mois d'af-
freuses souffrances.

TROISIÈME PARTIE

SECTION PREMIÈRE

QUELQUES APERÇUS SUR LA THÉRAPEUTIQUE
DES VIRUS

114. Après avoir disserté pour découvrir la pathogénie des virus, les qualités qui les distinguent, et leurs diverses manières d'agir, il convient que je dise quelque chose sur leur thérapeutique, parce qu'en définitive c'est toujours vers la guérison des maux qui nous affligent que doivent tendre tous les efforts des médecins. Dans ce qui précède j'ai dit bien des choses qui peuvent faire comprendre d'après quels principes les traitements des virus devraient être dirigés; néanmoins il est bon de m'étendre davantage sur ce sujet pour en faire sentir toute l'importance.

115. Lorsqu'on est certain qu'on a affaire à une maladie virulente, il faut d'abord savoir si le virus qui agit est persistant ou passager. Dans le premier cas, il faut diriger les remèdes contre la cause : il faut tuer le virus; et, dans le second, il faut agir sur

l'organisme, parce que dans l'état actuel de la science nous n'avons pas de remèdes assurés contre les virus passagers. Cette règle me paraît absolue dans l'origine du mal, pour ce qui est des virus persistants; mais lorsqu'il est ancien, elle exige des modifications, ainsi que je l'expliquerai bientôt. Jamais on ne guérirait un de ces derniers virus si l'on n'employait des agents qui lui fussent antipathiques, qui le neutralisassent, ou qui pussent le tuer; tandis qu'un virus passager s'en irait de lui-même, sans aucun secours de l'art. Mais comme celui-ci, pendant son séjour en nous, trouble et trop souvent détruit l'organisme, il faut travailler à empêcher ses funestes effets, ne pouvant l'attaquer directement comme l'autre.

116. Lorsqu'un virus persistant nous a attaqué depuis un certain temps, il peut avoir porté son influence dans l'économie, et alors il faut distinguer quelle est sa façon d'agir, et quels organes, ou systèmes d'organes, il affecte plus particulièrement. Dans ce cas il ne suffit plus d'employer son antidote, mais il faut aussi guérir les organes lésés. Un exemple fera mieux comprendre cela que tous les raisonnements. Je suppose qu'un individu soit affecté d'une vérole ancienne qui produit des douleurs ostéocopes; le mercure, qui aurait parfaitement guéri cette maladie dès son origine, peut ne plus suffire pour cela, parce que le virus a porté son influence sur le système nerveux; alors, pour parvenir à une cure facile et radicale, il faut lui associer l'opium. Enfin les désordres qu'avec le temps un tel virus peut produire dans l'économie peuvent être si profonds et si graves,

qu'il n'est plus possible de guérir, parce qu'il faudrait reconstruire les organes qu'il a détruits, ou dont il a complètement annihilé les fonctions.

117. D'après cela il importerait beaucoup de savoir avec quelle promptitude un virus persistant peut passer de l'extérieur du corps à l'intérieur, c'est-à-dire quel temps il faut pour qu'il soit absorbé, et porté dans le torrent de la circulation. Malheureusement c'est très difficile à connaître. Je ne puis donner que peu de renseignements à cet égard. Voici cependant l'ordre selon lequel quelques-uns de ces virus me paraissent progresser vers l'intérieur. La pustule maligne ne met que quelques heures, tout au plus. La rage doit rester locale un certain nombre de jours, puisque les premiers symptômes ne se montrent ordinairement que pendant le troisième septénaire. La syphilis peut rester assez longtemps sans influencer sensiblement l'ensemble du corps, surtout lorsqu'elle commence par la gonorrhée : les chancres et les bubons annoncent un progrès rapide vers l'intérieur, principalement sur le système lymphatique. Lorsque ces accidents ne sont pas anciens, on ne doit pas avoir en vue de modifier l'organisme ; il faut attaquer directement le virus sur le lieu malade : peu de mercure peut alors suffire pour guérir, si le traitement est fait avec art. La gale peut rester locale plusieurs mois, et peut-être plusieurs années : j'ai vu des individus atteints de cette maladie depuis plus d'un an, et qui n'en éprouvaient d'autres effets que le prurit incommode qui l'accompagne. La teigne est très longue à se porter vers l'intérieur : j'ai connu un jeune homme de 25 ans qui était teigneux

depuis son enfance, et qui n'en paraissait pas malade. J'ignore si la pellagre peut rester longtemps extérieure : dans quelques cas j'ai vu l'érythème se montrer seul, sur les mains, pendant un ou deux printemps ; mais le plus souvent la diarrhée et l'érythème se sont montrés ensemble. L'instant où l'infection a lieu étant inconnu, il ne m'est pas encore possible de rien préciser à son égard. Il faut conclure de ce qui est dit dans le présent alinéa, qu'il sera toujours très sage d'attaquer ces virus le plus tôt possible.

118. Ce serait en vain qu'on agirait contre ces virus avec les moyens généraux ; ainsi, par exemple, s'il s'agissait d'une maladie vénérienne, quelque faible qu'elle fût d'abord, le régime, la propreté, les adoucissants, les antiphlogistiques, etc., ne pourraient pas suffire pour la détruire complètement : on ne ferait que la pallier. Je sais que ce que je dis ici est contraire à l'opinion de certains médecins, dont j'honore le savoir ; mais je parle d'après l'expérience. J'ai vu beaucoup d'individus, surtout des marins, qui s'étaient crus guéris par un tel traitement, mais qui après un temps plus ou moins long étaient en proie à des accidents vénériens, tels que des ulcères, des exostoses, des douleurs ostéocopes, etc. Si l'on eût employé un peu de mercure dans leurs traitements on les aurait guéris ; car, je le répète, pour guérir un virus il ne faut pas employer beaucoup de son antidote, s'il est bien administré dès le commencement du mal.

119. Il suit de ce qui est exposé dans cette section, que les virus persistants se posant d'abord à

l'extérieur du corps, il faut les attaquer avec plus de promptitude qu'ils n'en mettent eux-mêmes à passer dans l'intérieur. La pustule maligne et la rage imposent surtout cet impérieux devoir. Le feu et les acides minéraux concentrés, tels que le nitrique ou le sulfurique, détruiront ceux-ci, et le mercure ou le soufre me paraissent devoir suffire contre les autres.

SECTION II

THÉRAPEUTIQUE DES VIRUS PASSAGERS

120. Ces virus sont les plus nombreux et les plus difficiles à combattre. Tous, excepté le vaccin et la variole, sont invisibles, et s'élèvent dans l'air. Ils nous environnent, pénètrent en nous, sans que nous puissions les sentir; y grandissent sans mesure et sans obstacle; altèrent nos fluides; ébranlent ou corrodent nos solides, et ne nous apparaissent qu'après avoir mutilé notre être, ou trop souvent, hélas ! qu'après l'avoir anéanti. Encore presque entièrement cachés sous le voile mystérieux de la nature nous ne savons ni d'où ils viennent, ni ce qu'ils sont. Leurs effets nous sont à la vérité mieux connus; mais combien ne nous reste-t-il pas à connaître, et surtout à expliquer? Cependant, quelque obscur que soit ce sujet, la thérapeutique n'est pas entièrement en défaut; elle le pénètre quelque peu, et je pressens qu'elle peut parvenir à la pénétrer davantage. Elle atténue maintenant les effets de la rougeole, de la coqueluche et de la scarlatine. Quoique avec moins de

succès, elle modifie, parfois avec bonheur, l'action léthifère de la suette, du typhus, de la fièvre jaune et du choléra asiatique. Enfin, empruntant à l'hygiène ses ressources salutaires, elle trace une ligne de démarcation dans un lieu qu'elle choisit (les lazarets), et dit à ces fléaux : « Vous n'irez pas plus loin ! »

121. Deux genres de moyens sont employés pour combattre ces virus, savoir : les préventifs et les curatifs. Les premiers servent à les empêcher d'arriver jusqu'à nous, mais ne les attaquent pas eux-mêmes, si ce n'est dans des lieux très circonscrits, tels qu'une maison, la cale d'un vaisseau, etc., parce que se tenant dans l'air, sans qu'on puisse les voir, il n'est pas possible de les atteindre dans ce fluide. Mais ne pourrait-on pas, lorsqu'ils règnent épidémiquement, trouver des moyens qui les empêchassent de pénétrer en nous, en prenant nous-mêmes des substances qui leur seraient contraires? Si l'on ne pouvait empêcher la contagion, il y aurait lieu de croire que ses effets en seraient adoucis. Je pense qu'avec un mode d'expérimentation dirigé dans ce sens, on pourrait arriver à d'heureux résultats. J'ai déjà cité plusieurs substances (§ 53), qui me paraissent pouvoir être employées comme poisons contre les virus, et il en est certainement beaucoup d'autres qui serviraient au même usage : c'est ici une affaire d'expérience. En attendant que la science puisse donner des règles fixes à cet égard, le meilleur moyen de se préserver de leurs funestes effets, c'est de se tenir à une certaine distance des lieux où ils sévissent, parce que, lorsqu'ils sont dans l'atmo-

sphère, ils ne vont pas bien loin sans périr. Leur vie est courte, et ils ne pourraient contaminer à de grandes distances par le seul intermédiaire de l'air. Lorsqu'ils franchissent de grands intervalles, c'est qu'ils sont transportés dans des objets bien clos, ou dans l'intérieur du corps de quelques personnes pendant le temps de l'incubation.

122. En se pénétrant bien des qualités qui distinguent les virus, il me paraît donc qu'on pourrait parvenir à les attaquer avec succès avant qu'ils aient pu nous atteindre, et à les détruire ou atténuer leurs effets lorsqu'ils sont entrés en nous, en faisant des expériences d'après une méthode rationnelle. Oui, il viendra un temps où la science possédera des remèdes contre tous les virus; mais on doit concevoir qu'un bien si précieux ne pourra jamais s'obtenir qu'après qu'on se sera élevé à la compréhension de la véritable nature de ces agents. La thérapeutique est impuissante, et cède sa place à l'aveugle empirisme, lorsqu'elle ne peut s'appuyer sur une saine et lumineuse doctrine.

123. Il y a une grande différence entre les divers virus, quant aux difficultés qu'ils peuvent opposer à l'emploi des remèdes. Les persistants n'en opposent pas du tout dans le premier temps, parce qu'ils sont extérieurs, et qu'ils n'ont pas encore influencé l'économie; de telle sorte qu'on peut les détruire presque instantanément si l'on a contre eux des remèdes toxiques. Les passagers, au contraire, ont déjà vivement affecté l'organisme quand ils apparaissent, d'où naissent des obstacles difficiles à surmonter, car il faut en même temps les combattre et réparer les

désordres qu'ils produisent dans l'organisme. Néanmoins il y a quelques-uns de ces virus sur lesquels on pourrait maintenant remplir cette double indication. A l'appui de ce qui est dit ici je vais citer des expériences que j'ai faites sur des varioleux.

124. En 1840, cinq personnes de la famille du nommé Larrieu, chaudronnier, nouvellement établi à la Teste, furent successivement atteintes de la petite vérole. C'est sur une fille de 16 ans, le 14 septembre, que cette maladie commença. Elle fut confluente, mais elle ne présenta rien de grave. Cette fille était tourmentée par la crainte d'être défigurée après sa guérison. Désireux, depuis longtemps, d'essayer l'effet du mercure sur ce virus, je crus le moment favorable, et, après la période inflammatoire, lorsque les pustules avaient environ le tiers de leur développement, je frottai toute la figure avec un peu plus d'un gramme d'onguent mercuriel double, que j'étendis uniformément sur cette partie. Il fut fait une friction semblable le lendemain. Les pustules avortèrent, devinrent brunâtres, et leurs croûtes tombèrent bien avant les autres, sans laisser de traces sur la peau. Je fis la même épreuve sur les autres quatre malades, et j'obtins les mêmes résultats. Il est bon de noter que cet onguent soulageait beaucoup les malades, et qu'ils me demandaient de leur en mettre partout. *Ce remède ne produisit aucun effet appréciable sur les pustules qu'il n'avait pas touchées.*

125. Ces essais, quoique peu nombreux, me paraissent avoir une grande portée. Le mercure n'a, il est vrai, agi que sur le lieu où il a été posé; mais là,

il a produit tout l'effet que j'en attendais. Les pustules ont été arrêtées dans leur développement, et la
douleur a cessé dans les parties touchées, ce qui
doit faire croire que le virus y a été tué. Si cela est
vrai, ne pourrait-on pas espérer d'immenses avantages
d'une prudente application de cet onguent sur toute
la surface du corps? Voici mon sentiment sur cette
intéressante question.

126. Si la connaissance de la cause d'une maladie est le meilleur moyen de conduire à la découverte des remèdes qu'on doit lui opposer, ce que je
dis sur la nature des virus doit nous faire choisir
d'abord contre eux toutes les substances que l'expérience nous a fait connaître propres à en combattre
quelques-uns; c'est du moins rationnel. Le soufre
guérit la gale, et le mercure guérit la syphilis; or,
quoique les virus ne soient pas identiques, ils forment
tous comme une même famille, et l'on doit penser
que ces deux substances pourraient aussi être bon-
nes pour nous guérir ou nous préserver de plusieurs
autres virus. C'est principalement cette induction
qui m'a fait penser, depuis longtemps, que le mercure pourrait être efficace contre la variole. Je pro-
poserais donc de l'employer dans les circonstances,
et selon les règles suivantes :

127. Et d'abord, je dis que ce remède ne devrait
être administré qu'après la période inflammatoire,
lorsque le virus commence visiblement son travail
multiplicateur sur le derme. A cette époque de la
maladie, s'il n'y a pas d'accidents, on pourrait,
dans les varioles confluentes, frotter tout le corps
avec un mélange de 30 grammes d'onguent mercu-

riel double avec 240 grammes d'axonge, en ayant soin d'en appliquer sur toutes les pustules. On devrait faire une semblable friction lorsque l'éruption serait au tiers ou à la moitié de son développement, et le malade serait laissé dans les mêmes linges aussi longtemps que possible. Je ne pense pas que ce remède pût nuire, parce que probablement l'état anormal de la peau n'en permettrait pas facilement l'absorption, et qu'il serait arrêté par les pustules. D'ailleurs n'emploie-t-on pas cet onguent à bien plus fortes doses contre d'autres maladies, notamment contre la fièvre puerpérale, sans qu'il en résulte des accidents? On sait que dans un état pathologique, lorsqu'un remède est bien approprié, les malades en supportent des doses qui seraient nuisibles en santé. J'ai donné dans l'espace de douze heures, à une jeune fille, 12 grammes de thériaque et 25 centigrammes d'extrait gommeux d'opium, pour combattre des douleurs atroces produites par la morsure d'une tarentule, sans que ces narcotiques aient produit d'autres effets que de faire cesser la douleur et de guérir la malade. Cette observation, peut-être unique en France, vraiment curieuse par sa cause, par les circonstances et les symptômes qui y sont relatés, ainsi que par le traitement qu'il a fallu faire, est déposée aux archives de la Société royale de médecine de Bordeaux, année 1821.

128. En raisonnant d'après les épreuves que j'ai faites, et les probabilités offertes par le sujet, on restera persuadé qu'au moyen du remède que je propose on obtiendrait : 1° la cessation ou au moins la diminution de la douleur ; 2° l'affaiblissement de

l'action du virus, et très probablement sa neutralisation; 3° l'anéantissement de sa faculté transmissible; car cette faculté n'existe qu'après la suppuration, c'est-à-dire, lorsque la multiplication est complète, et que le virus qui vient d'être créé peut prendre son essor.

129. Ou le mercure peut agir sur la petite vérole ou il ne le peut pas : s'il le peut, on a toujours quelque bon effet à en attendre, et s'il ne le peut pas, je pense que rien de fâcheux ne peut résulter de son emploi. Ainsi donc, en balançant les avantages qu'on doit attendre avec les inconvénients qu'on pourrait craindre, le choix ne peut être douteux pour les praticiens éclairés.

En supposant qu'on arrêtât la suppuration, cet arrêt serait-il nuisible aux malades? Je dis non, et tout ceux qui ont médité sur le virus le diront aussi. Ce travail ne nous est pas naturel, il ne l'est qu'au virus qui infecte nos liquides, et qui les transforme en sa propre substance. Empêcher cette transformation, cette pourriture, serait donc remplir une indication aussi rationnelle qu'utile aux malades. Une opinion contraire serait semblable à celle du vulgaire, qui considère ce travail comme dépuratoire; c'est-à-dire comme un puissant moyen d'éliminer du corps, je ne sais quelle humeur peccante, qu'il s'obstine toujours à voir en nous.

130. Je conclus de ce qui est dit dans la présente section, que le mercure pouvant tuer le virus de la petite vérole, c'est un devoir pour les médecins d'en faire l'épreuve, parce que ce serait le moyen le plus sûr d'arrêter ce fléau. La vaccine ne l'empêchant

d'agir que pour un temps, on peut être certain qu'il
apparaîtra toujours, par intervalles, dans toutes les
localités, parce qu'on n'obtiendra jamais que tout le
monde se fasse vacciner en temps opportun, tandis
que si l'on pouvait neutraliser ce virus sur les premiers malades, dans chaque localité où il se montre,
la contagion serait partout arrêtée. Je prie mes
lecteurs de faire la plus sérieuse attention à ce qui
est dit ici.

SECTION III

DES SCROFULES PRODUITS PAR LES VIRUS
CONSIDÉRATIONS THÉRAPEUTIQUES

131. On a observé depuis longtemps que plusieurs
virus laissaient, en nous quittant, de graves désordres en nous, principalement dans le système lymphatique. C'est là une vérité que l'observation de
tous les jours vient confirmer davantage. Maintenant
les scrofules sont si répandues, qu'elles menacent
le genre humain de le conduire prématurément à la
mort par une multitude de maux, contre lesquels l'art
ne fait guère que de vains efforts. Il n'est pas un médecin, tant soit peu attentif à ses devoirs, qui ne soit
très préoccupé du grand nombre de maladies stru-
meuses qu'il rencontre dans sa pratique. Je me suis
occupé très attentivement de ce sujet, et peut-être
m'est-il donné de pouvoir en dire quelque chose
d'utile : c'est ce que je vais essayer.

132. Mes observations sur ce sujet m'on conduit à
distinguer deux sortes de scrofules, très différentes

par leurs causes, et par les remèdes qu'elles nécessitent; savoir, celles qui viennent d'une vie misérable, et celles qui sont produites par les virus. Les premières sont l'apanage des classes pauvres, qui cependant ne sont pas à l'abri des secondes, et celles-ci affectent principalement les classes aisées. On les distingue en ce que dans celles qui viennent d'une pauvre vie, les sujets sont maigres, pâles, la peau plus ou moins humide, et les muscles très petits. Au contraire, dans celles qui viennent des virus, et qu'on observe chez les gens riches, les sujets ont plus d'embonpoint; ils sont colorés surtout aux pommettes; la peau est blanche, luisante, et quelquefois ils ont l'apparence d'une belle organisation. J'ai vu des familles, dans les classes élevées, dont les personnes qui les composaient étaient citées pour la beauté de leurs formes et de leur stature, périr, presque en entier, de la phtisie tuberculeuse. On ne pouvait ici rien attribuer au défaut de bonne nourriture ou des autres choses nécessaires à la vie, ni à l'absence de soins hygiéniques.

133. Pour guérir les scrofules des pauvres, il faut placer les malades dans des conditions contraires à celles qui ont fait naître la maladie, et surtout leur faire habiter les bords de la mer. On voit souvent ici des enfants malingres ayant des engorgements glanduleux, guérir parfaitement, et même devenir très robustes, après s'être livrés à l'état de marin. Pour guérir les strumes virulentes, il faut savoir quel est le virus qui les a produites, afin de lui opposer son spécifique. Dans l'un et dans l'autre cas cette maladie se transmet par voie de génération, et alors elle est

incurable. Une chose très importante à noter, c'est que les virus produisent moins souvent les scrofules chez ceux qu'ils affectent, que chez leurs descendants : la syphilis est surtout dans ce cas. Une personne, je suppose, qui aura eu la vérole pourra jouir d'une bonne santé, si elle a été bien traitée, et néanmoins ses enfants pourront être scrofuleux ou rachitiques. On peut souvent observer ce fait. La gale, la teigne (chroniques), la syphilis et la rougeole sont les virus qui me paraissent faire naître le [plus fréquemment les scrofules. Je vais citer des observations relatives à la rougeole; mais je ne dirai rien des autres virus, parce que leurs effets sous ce rapport sont plus connus.

134. J'ai souvent vu des ophtalmies et des engorgements glanduleux succéder à la rougeole chez des enfants bien constitués, et dont les parents jouissaient d'une bonne santé. Après avoir étudié les cas les plus graves, et dont je pouvais le mieux connaître toutes les circonstances commémoratives, j'ai été conduit à conclure que les scrofules pouvaient naître par le seul effet de la rougeole, et que cela arrivait souvent. Ce n'est pas un petit avantage de pouvoir distinguer une telle maladie, de prendre, pour ainsi dire, la nature sur le fait, car le salut des malades peut en dépendre. Il serait vivement à désirer qu'on pût en faire autant lorsque les autres causes de scrofules commencent leurs effets, parce qu'on pourrait les empêcher de faire tant de victimes.

135. *Première observation.* — Marie B..., de la Teste, âgée de 12 ans, bien constituée, née de parents sains,

eut une rougeole très grave, en septembre 1834. La convalescence fut longue et pénible. Le 10 mars 1835, on me fit appeler pour la traiter d'un engorgement glanduleux au côté gauche du cou ; sous tout autre rapport la santé paraissait assez bonne. J'ordonnai la tisane de houblon, des frictions sur la partie malade avec de la pommade d'hydriodate de potasse, et l'usage à l'intérieur de la teinture d'iode. Dans peu de jours la diminution des glandes fut apparente, et dans un mois et demi tout l'engorgement fut dissipé.

136. *Deuxième observation.* — M. R..., tapissier, Fossés-des-Tanneurs, à Bordeaux, avait un enfant de six ans qui eut la rougeole vers la fin de 1834. Peu après, cet enfant fut atteint d'une ophtalmie très intense, que l'on combattit infructueusement par les antiphlogistiques. Lorsque le temps chaud fut venu, les bains de mer furent prescrits par le médecin du malade. Mme R... vint conduire son fils à la Teste pour lui faire prendre ces bains. Le petit malade avait pris quinze bains, et le mal avait empiré. Cette dame, désespérée de voir échouer un moyen sur lequel elle fondait toutes ses espérances, allait se retirer à Bordeaux, lorsqu'on lui conseilla de me consulter, ce qu'elle fit le 25 juillet 1835. Voici l'état du malade : forte inflammation des deux globes oculaires ; petits ulcères sur la cornée transparente de l'œil gauche, qui était devenu louche ; excessive sensibilité de ces organes, qui ne pouvaient supporter la plus faible lumière ; point de fièvre, peu d'appétit ; mais, du reste, tout paraissait en bon état. Après avoir pris tous les renseignements nécessaires pour

asseoir le diagnostic, je jugeai que cette affection venait de la rougeole; en conséquence, j'ordonnai le même traitement que pour la fille B... Après vingt-cinq jours, l'inflammation, les petits ulcères et la sensibilité des rétines disparurent. Chaque jour on pouvait juger de la diminution du mal : c'était vraiment remarquable. En moins de trois mois, l'œil gauche reprit sa rectitude normale, et depuis lors cet enfant a toujours joui d'une santé parfaite.

137. *Troisième observation*. — Mme C..., de Bordeaux, avait une fille de trois ans qui, ayant eu la rougeole, fut atteinte d'un engorgement des glandes cervicales, d'une forte inflammation des yeux, avec ulcères des cornées, et une excessive photophobie. Cette petite fille, née très forte, était très amaigrie, et, par intervalles, elle avait la diarrhée, depuis surtout qu'elle prenait les bains de mer. Consulté pour ce cas, le 12 août 1837, je prescrivis les bains tièdes et des lavements émollients pour calmer le dérangement du ventre, puis ensuite j'employai les préparations d'iode, comme il est dit ci-dessus, et la malade fut guérie dans l'espace de deux mois. Je pourrais citer d'autres observations semblables; mais je pense que ce serait superflu, parce que ces exemples sont assez fréquents pour qu'on puisse, partout, obtenir le même résultat que moi.

138. Si l'on doit tirer quelque induction du prompt effet et de l'efficacité complète de l'iode contre les affections lymphatiques qui succèdent quelquefois à la rougeole, et qui paraissent naître d'elle, ne pourrait-on pas croire que ce remède est l'antidote de cette maladie? Mais d'une induction, quelque ration-

nelle qu'elle soit, à une expérience positive il y a
trop loin pour qu'il me soit possible de répondre
affirmativement; or, je n'ai pas cette expérience,
n'ayant pas eu l'occasion d'employer l'iode *contre la
rougeole elle-même*, depuis que son action, sur des
effets consécutifs, s'est révélée dans ma pratique.

139. Je reviens à ce qui a été dit plus haut, savoir
qu'il faut distinguer, dans la pratique, l'espèce de
scrofule à laquelle on a affaire, parce qu'on ne
doit pas les traiter toutes de la même manière. Les
amers, les martiaux, une nourriture animale, le vin,
l'exercice au grand air et les bains de mer con-
viennent très bien contre les strumes qui naissent
d'une mauvaise alimentation, de l'habitation dans des
lieux humides, froids et malpropres, en un mot, à
celles qui viennent d'une vie misérable. Mais ces
moyens ne peuvent suffire contre les scrofules virulentes, et même ils pourraient nuire. A celles-ci, au
contraire, il faut opposer un régime doux, et des
remèdes énergiques contre les virus agissants. Je ne
sache pas qu'on ait encore fait cette distinction
essentielle! c'est pourquoi les bains de mer, par
exemple, qu'on ordonne dans tous les cas, sont
quelquefois nuisibles, et pourquoi aussi l'iode, qu'on
a cru un remède infaillible, a souvent échoué.

140. En résumant ce que je viens de dire sur la
thérapeutique des virus, on voit qu'il faut d'abord
les empêcher de venir en nous, par tous les moyens
que la prudence, la raison et l'art peuvent nous
suggérer. Lorsqu'ils nous ont atteint, il faut distinguer leurs caractères; voir s'ils sont persistants ou
passagers. On doit attaquer ceux-là promptement

sur les lieux qu'ils occupent, parce qu'ils sont tous extérieurs dès le principe du mal, et agir contre ceux-ci, en ayant en vue de soutenir et de modifier l'organisme qu'ils ont déjà plus ou moins affecté quand ils se montrent. On verra aussi s'ils sont irritants, rongeants, sédatifs ou septiques, pour les attaquer selon leur génie. Une pensée qui devra toujours dominer dans l'esprit des praticiens, c'est celle-ci : *Tout virus peut être tué, puisqu'il a vie.* Ce qui est un poison pour les animaux connus peut l'être pour les inconnus. Ainsi, toutes les substances inassimilables par l'action vitale et toutes celles qui peuvent altérer les tissus vivants pourraient être d'abord opposées aux virus. Mais ces agents terribles de maladie, qui s'étendent en quelque sorte sur toute la nature, qui complètent peut-être la série animale, ne sont pourtant qu'aux plus bas degrés de l'échelle des êtres ; par conséquent, il est très probable qu'il y a des substances que nous croyons de toute innocuité qui pourraient les détruire : ce ne sera donc jamais trop faire que de mettre, s'il le faut, les trois règnes à contribution pour triompher de leurs funestes effets.

LE CHOLÉRA

—

QUELQUES CONSIDÉRATIONS SUR L'ENTRÉE DU CHOLÉRA ASIATIQUE EN EUROPE ET SUR LA ROUTE QU'IL A SUIVIE POUR PROUVER QUE C'EST UN VIRUS ET QU'ON AURAIT PU L'ARRÊTER DANS SA ROUTE

1. Afin de faire jaillir une nouvelle lumière sur le grand sujet qui m'occupe, je vais analyser la marche du choléra de l'Inde dans son voyage en Europe, parce que plus que toute autre maladie virulente, il présente cette circonstance favorable à son examen, que nous savons d'où il nous est venu, et que nous ne sommes pas aussi bien fixés sur la patrie des autres virus.

2. Il y a lieu de croire que ce fléau a de tous temps ravagé l'Inde, ou du moins, qu'il y sévit depuis une très haute antiquité, parce qu'il reconnaît pour cause la nature du sol et du climat. Cependant, depuis environ trois siècles que les nations de l'Europe commercent *par mer* avec ce pays, *jamais cette maladie ne nous est venue par cette voie;* c'est là une chose digne de la plus grande attention.

3. Au rapport de tous les marins qui ont voyagé

dans cette partie du monde, les équipages des navires européens *ont souvent été atteints du choléra, principalement sur les bords du Gange*, où il est endémique, et il ne les a quittés, en mer, qu'après avoir exercé sur eux les plus grands ravages. Il faut conclure de ce fait, qu'on ne peut révoquer en doute, que cette cause de maladie ne peut se transporter fort loin, *si elle n'a toujours sur sa route de nouveaux sujets à attaquer*. On doit aussi penser que si elle s'attache aux marchandises, et aux matières inanimées, elle ne peut y demeurer quatre ou cinq mois, ce qui est le temps que met ordinairement un vaisseau pour se rendre de ces régions en Europe.

4. Mais si elle n'a pu franchir le vaste Océan pour venir nous porter la terreur et la mort, la terre lui a offert pour cela des moyens faciles. Pendant que les rapports entre l'Europe et l'Inde ont été nuls, par cette dernière voie, elle est toujours restée dans son pays de prédilection. Ce n'est que lorsqu'un puissant monarque est allé échelonner des troupes depuis le Pont-Euxin jusque sur l'Araxe, et presque sur l'Indus, qu'elle est venue nous trouver : alors, et seulement alors, telle qu'un monstre dévorant, elle s'est précipitée sur notre belle Europe !

5. Ces deux circonstances offertes par le choléra, savoir : *qu'il n'a pu venir par mer, et qu'il est venu par terre*, doivent être méditées, et me paraissent devoir donner la preuve certaine que c'est un virus. Il ne peut pas y avoir de dissidence sur son origine : il est parti des bords fangeux du Gange, a traversé le Mogol, et envahi la Perse, où l'ont pris les Russes, campés sur les frontières de ce dernier royaume.

6. Depuis qu'il a sévi sur ces troupes, on peut suivre sa marche presque avec la même précision qu'on suivrait celle d'une armée : on le voit, pour ainsi dire, marcher d'étape en étape depuis ces contrées lointaines jusqu'à Moscou, pour de là se répandre sur le reste de l'Europe, *et toujours en suivant les lignes habitées*. Ainsi, il est bien constant que, de nos jours, ce virus, qu'on n'observait qu'en Asie, a franchi, par terre, l'immense espace qui nous sépare de cette contrée pour venir nous attaquer, ce qu'il n'a certainement pu faire qu'en ayant sans cesse sur sa route des moyens de transmission, *puisqu'il n'est pas venu par mer*, où il ne trouvait pas les mêmes moyens.

7. Le choléra ne marche donc qu'autant qu'il trouve fréquemment sur son chemin de quoi s'alimenter et se reproduire ; sans cela, très certainement, il n'irait pas bien loin. Ce qui est dit ici doit s'entendre de tous les autres virus, quoiqu'ils n'aient pas tous la même puissance contagieuse, et que tous ne la conservent pas un temps égal.

8. On admettra facilement avec moi que cette cause efficiente de maladie, quelque subtile qu'elle soit, est toute matérielle. Partie, cette cause, des contrées brûlantes et marécageuses de l'Asie, elle arrive, je suppose, au poste russe le plus avancé. En deçà de ce poste rien de semblable à elle n'existe encore, puisque aucun de ses effets n'y apparaît. Quoique bien légère et fugace, elle a une certaine masse, et elle occupe un espace qui a des limites. Eh bien ! de ces trois choses l'une : ou cette masse de matière avait assez d'étendue au poste russe pour

couvrir toute l'Europe; ou il en est venu d'autre, du même foyer, qui s'est ajoutée à celle-là; ou enfin, elle a eu la faculté de se multiplier d'elle-même. Ces trois hypothèses sont également absolues, mais il n'en est qu'une qui puisse être vraie.

9. Quelqu'un pourrait-il croire, contre toute vraisemblance, que cette masse cholérique avait au poste russe toute l'étendue que, depuis, elle a paru avoir? Ou bien, voudrait-on soutenir que cet effluve homicide, ayant commencé à déborder de son vaste réservoir, n'a cessé de couler dans nos régions que lorsqu'elles ont été remplies? On ne pourrait soutenir ces deux hypothèses qu'avec des arguments inspirés par une imagination déréglée, et non avec ceux que donnerait l'étude profonde de ce sujet : c'est ce que je vais tâcher de démontrer.

10. Dans ces deux cas le choléra serait un miasme, et non pas un virus; il y aurait infection et non point contagion. Chaque individu prendrait sa cause de maladie dans l'atmosphère, et non à ceux qui auraient ce mal. Si cela était, rien ne serait plus conséquent que de proscrire tout moyen préventif. Lorsqu'on se livre à un mûr examen de ces deux questions, on voit qu'elles offrent un grand avantage à ceux qui voudraient les soutenir, parce qu'elles n'exigent aucun travail de l'esprit; mais elles y laissent un vide pénible, et la raison n'est pas satisfaite. Bientôt plusieurs objections se présentent d'elles-mêmes; voici la première : Si c'est un miasme qui vole au gré des vents, d'où vient qu'il a suivi si exactement la ligne occupée par les Russes pour arriver au centre de leur empire, plutôt que de se

disperser en divers sens, et de gagner, par exemple, l'Anatolie et la Syrie? Malgré soi on est naturellement porté à croire que c'est parce que le fléau s'attachait aux Russes, qui le portaient dans leur pays. On ne peut au moins disconvenir qu'il eût été bien plus naturel qu'il fût allé au moins infester des lieux dont le climat a plus de rapport avec celui de l'Inde, qu'avec celui des montagnes de la Circassie, des rives du Niémen ou de la Moscova. Ensuite, a-t-on bien réfléchi sur ce qu'est un miasme? S'est-on rendu compte de son action, pour dire qu'il peut s'étendre indéfiniment, ainsi que l'a fait le choléra? Certainement non. Les émanations putrides qui s'élèvent d'une grande ville, de Paris, par exemple, peuvent rendre les habitants de cette ville malade; mais croit-on qu'elles agiraient seulement à dix lieues de là? Je vais prouver que ce serait impossible.

11. Une objection qui me paraît sans réplique, c'est que, d'après la manière dont les corps morts se décomposent, les miasmes, qui sont des produits de ces corps, doivent aussi bientôt se désunir; qu'à peine élevés dans l'air ils doivent obéir aux lois des affinités, pour servir à de nouvelles combinaisons, ou pour se restituer à l'état élémentaire. Cette objection paraîtra de la plus grande force à ceux qui savent observer, parce qu'elle repose sur des lois invariables. Ce qui est inanimé se décompose en décomposant, et ce qui vit acquiert seul de la puissance dans cette opération. Cet effluve ne pouvait donc pas être un miasme, puisqu'il s'est étendu sur toute l'Europe *sans s'affaiblir*. Viendrait-on dire qu'il pouvait toujours en venir de l'Asie, pour

accroître sa force et son étendue? Mais ce serait là
une opinion si puérile, que ce n'est pas la peine d'y
répondre.

12. Reste donc encore la troisième hypothèse,
qui consiste à reconnaître si la cause efficiente du
choléra avait la faculté de se grandir, de se multiplier elle-même. Ayant établi que cette cause ne
peut être un miasme, c'est avoir virtuellement constaté qu'elle est un virus, parce qu'elle ne peut être
que l'un ou l'autre; or, tout virus a la faculté de se
multiplier par sa propre force. Cependant, voyons
si en le suivant dans sa course dévastatrice, nous
pourrons plus clairement découvrir en lui cette
faculté.

13. Pour cela transportons-nous, en esprit, aux
frontières de l'Asie et de l'Europe, à l'instant fatal
où cet horrible fléau va les franchir, pour nous
porter la terreur et la mort : le voilà en Europe.
Nous l'avons pour ainsi dire aperçu au moment de
son passage; au moins, nous voyons qu'il produit
là des phénomènes qu'on n'y avait jamais vus, et
qu'il y occupe un espace très circonscrit, eu égard
à l'étendue qu'il avait au Bengale, dans le Mogol et
en Perse. Chose étonnante : il a beaucoup voyagé,
et il n'a pas perdu un iota de sa puissance! Il tue ici,
comme il tuait dans son pays natal! Nous sommes
étonnés qu'il ait franchi d'immenses contrées, qu'il
ait changé de climat, et qu'il ait conservé toute son
énergie; malgré cela nous ne pouvons encore croire
qu'il puisse la conserver longtemps. La prudence
veut que nous suspendions notre jugement sur sa
nature; car, il peut n'être qu'une vapeur pestilen-

tielle, qui se serait élevée des bords du Gange ou de l'Indus, et qui, par quelque circonstance insolite, aurait été poussée jusque chez nous. Si cela est, nous verrons certainement notre climat, et surtout notre science, en faire bon compte.

14. Nous voici en observation. Nos premières remarques nous font voir que cette maladie ne s'est pas encore déviée de la ligne occupée par les Russes, et qu'elle les suit partout où ils vont. Mais cela peut n'être que l'effet du hasard ; et si elle doit encore marcher, nous la verrons sans doute aller tout aussi bien (portée par les vents), sur les rivages du Pont-Euxin, de la mer Noire, du Bosphore et de la Méditerranée que dans l'Empire russe, si tant est qu'elle doive y pénétrer.

15. Hélas ! cette prévision, qu'il était permis d'avoir, ne s'est pas réalisée : le fléau a marché, mais chez les Russes seulement. Il n'est point allé, selon notre attente, vers des climats plus conformes au sien, mais au contraire il a accompagné les Russes jusqu'au cœur de leur froid empire, sans jamais les quitter ! Nous observons aussi qu'il a constamment suivi les grandes artères par où ce peuple fait circuler, vers ses capitales, les hommes et tous les objets de leurs besoins. Moscou et Saint-Pétersbourg ont les premières payé leur tribut ; et, comme si les horreurs de la guerre civile rendaient les hommes plus dignes de lui servir de pâture, c'est à Varsovie, c'est dans la malheureuse Pologne, qu'il est allé chercher ses plus nombreuses victimes.

16. Encore, il faut le dire, il ne s'est pas arrêté là. Il a suivi avec une étonnante précision les grandes

lignes de communication que l'empire russe entretient avec les autres États, et c'est toujours dans leurs grands centres de population qu'il est allé sévir. Il s'est arrêté, avec une sorte de prédilection, dans les cités où se fait le plus grand commerce, et où se rend le plus grand concours de voyageurs : les Villes hanséatiques, Berlin, Londres, Paris, Bordeaux, Marseille, etc., ont eu à gémir de ses épouvantables ravages.

17. Après avoir ainsi observé le choléra, nous avons surtout été frappé : 1° de ce qu'il n'a rien perdu de sa force dans nos climats ; 2° de ce qu'il se communiquait d'un individu à un autre ; 3° de ce qu'il a considérablement grandi et voyagé. Comparant ses effets à ceux des miasmes, nous avons vu que ces derniers n'agissaient pas ainsi ; qu'ils perdaient de leurs forces en agissant, qu'ils ne se transmettaient pas d'un malade à un autre, et que leur action était toujours circonscrite aux lieux d'où ils s'élevaient, ou que, du moins, ils n'allaient pas à une grande distance ; ce qui nous oblige à reconnaître que le choléra doit être un virus et non pas un miasme, puisqu'il a tant voyagé.

18. D'après ce qui précède, mes lecteurs ne sauraient douter que le choléra s'attachait aux personnes, et qu'il était ainsi transporté, pendant l'incubation, d'un lieu à un autre. Il leur paraîtra tout aussi positif que ce n'était pas toujours la même quantité, venue des frontières de la Perse, qui se répandait en Europe ; mais que cette première matière, en passant dans les individus, s'augmentait et se répandait autour de chacun d'eux ; de telle sorte, qu'ils étaient

tous comme autant de laboratoires où se recomposait et se perpétuait le virus. Qu'ils réfléchissent bien à cela, et ils verront que c'est une grande vérité. Ils ont vu qu'il est physiquement impossible que les substances miasmatiques puissent grandir; qu'elles doivent, au contraire, promptement se décomposer pour passer à de nouvelles combinaisons, ou à l'état élémentaire. La cause productrice du choléra s'est donc multipliée dans chacune des personnes qu'elle a atteintes, et, puisqu'elle s'est multipliée, elle est contagieuse; ces deux phénomènes sont inséparables; car le produit de la multiplication ne reste pas dans les corps des malades; il doit nécessairement en sortir pour se répandre dans l'air, comme avait fait son générateur, et puisqu'il passe dans l'air, c'est pour contaminer, pour pénétrer de nouveaux sujets, s'il s'en présente. Les virus ne se montrent à nous que par ces deux qualités; sans elles, nous les ignorerions toujours; or, ce qui a été engendré doit engendrer à son tour, et ce sera ainsi jusqu'à la fin des temps.

19. Ce sujet ainsi analysé me paraît donner pour certain : 1° que le choléra est un virus ; 2° qu'il est contagieux ; 3° qu'on aurait pu l'arrêter lorsqu'il commença ses ravages sur les soldats russes ; 4° qu'on pouvait s'en garantir, ou l'empêcher de s'étendre, dans tous les autres lieux où il a été transporté ; 5° que toutes les maladies errantes, cosmopolites, sont du virus, et comme lui contagieuses ; 6° *que cette seule faculté de voyager, possédée par une cause quelconque de maladie, est suffisante pour établir, avec certitude, qu'elle est un virus, et qu'elle doit en avoir*

tous les attributs; 7° enfin, que toutes ces causes lé-
thifères obéissent à une loi générale de la nature,
d'après laquelle chaque être vivant est exposé à fournir (même aux dépens de son existence) à d'autres
êtres tous les éléments de leur développement et de
leur régénération.

20. Fatale loi, à laquelle l'homme est plus soumis
qu'aucun des autres êtres!... Toutefois, par un don
tout providentiel, l'homme seul est capable de l'élu-
der, ou d'en affaiblir les cruels effets. Si son corps
est impuissant pour se défendre contre les attaques
d'insectes immondes et dévorants, son esprit peut
les dompter, et s'affranchir ainsi du tribut qui lui est
imposé; il n'a qu'à le vouloir fermement et avec persévérance.

21. Oui, j'ose croire que si l'on travaillait avec
ardeur et constance à étudier ce curieux et important sujet *en prenant ses moyens d'investigations dans
la nature*, on donnerait, peut-être avant longtemps,
à la science, des règles fixes, qui conduiraient, avec
sûreté, dans les combats qu'il faudrait livrer à ces
causes de destruction. Alors je m'estimerais heureux
si mon faible ouvrage pouvait offrir quelques vues
utiles à ceux qui, par leur savoir et leur génie, seraient dignes d'entreprendre cette œuvre, que j'appelle de tous mes vœux.

22. Pour cela, il me semble qu'il faudrait adopter
un plan général d'étúdes, dont voici quelques bases :
1° chercher à connaître quelle peut être l'essence intime des virus, en les considérant d'après les lois
naturelles et les principes les plus solides de la
science, puis en faisant des expériences physiques,

physiologiques et thérapeutiques ; car ces trois modes d'expérimentation présentent tous des avantages ; 2° dresser une statistique de tous les virus connus, et de ceux qu'on parviendrait à connaître, dans laquelle on établirait leurs caractères distinctifs, les lieux où ils résident habituellement, et les lieux où ils se sont propagés ; 3° distinguer ceux qui sont propres à l'homme, ceux qui sévissent sur les animaux, et ceux qui peuvent également attaquer l'homme et les animaux ; 4° faire connaître les virus contre lesquels on aurait des remèdes toxiques, tels que ceux que nous possédons maintenant contre la gale et la syphilis ; 5° signaler les climats qui semblent naturels à certains virus, qui, s'ils sont transplantés dans d'autres lieux, en sortent d'eux-mêmes, pour ne plus y reparaître, à moins qu'on ne les y porte de nouveau. Voici des exemples qui feront comprendre ce que je veux dire. La fièvre jaune et le choléra nous étaient venus de pays lointains ; mais ils ont si bien disparu que nous ne devons pas les craindre s'ils ne nous sont plus portés. Au contraire, la variole et la syphilis, qui nous sont venues aussi de pays lointains, sont restées constamment chez nous, et, très certainement, ne nous quitteront jamais d'elles-mêmes ; tous les pays leur sont bons ; on peut les dire cosmopolites. Cette distinction est extrêmement importante, parce qu'on peut se mettre en garde contre les premiers de ces virus, sachant bien qu'on ne peut les avoir, loin de leur patrie, qu'autant qu'ils y sont transportés. C'est pour moi une conviction profonde que le choléra pouvait être arrêté lors de son passage en Europe, si les autorités russes avaient pris pour cela des mesures sévères et bien combinées.

23. Pour faire ce travail avec toute la perfection désirable, il faudrait que les gouvernements instituassent, sous leur incessante protection, des conseils médicaux spécialement chargés de cette étude. Ces conseils correspondraient entre eux, avec les sociétés savantes, et avec les médecins de tous les pays. Des prix suffisamment rémunérateurs et surtout honorables, seraient créés pour récompenser les personnes qui auraient travaillé avec distinction à cette œuvre, dont la science a besoin, et que réclame l'humanité.

Je termine ici mon travail et non mon sujet, parce qu'il est en quelque sorte inépuisable. J'ai dit de grandes choses, qui me semblent vraies, et je les ai présentées sous un point de vue nouveau; mais ce n'est pas pour le plaisir d'innover; c'est qu'elles m'ont paru telles que je les ai dites lorsque j'ai cherché, par l'expérience et la réflexion, à pénétrer dans leur essence intime; c'est donc en me croyant inspiré par la vérité que j'ai pris la plume. J'aurais pu disserter bien plus longuement sur certains objets, tant ils me fournissaient ample matière pour cela; mais j'ai compris que je ne devais signaler que ce qu'ils avaient de plus saillant, parce que si j'étais dans l'erreur sur ce qu'ils ont d'essentiel, le reste devenait inutile. Je sais qu'une certaine prévention s'attache d'abord aux idées nouvelles ; aussi je ne demande pas qu'on approuve de suite les miennes, mais seulement qu'on les examine, avec cette disposition qui fait désirer de connaître la vérité. Comme ce sujet est enveloppé de ténèbres, j'ai tâché de parler aux sens autant qu'à l'esprit, et, pour cela, j'ai pris mes moyens de comparaison dans des choses connues, qui lui étaient similaires, ou qui me paraissaient l'être. En un mot, j'ai suivi la méthode analytique autant que je l'ai pu ; je me suis dit : Les virus sont dans la nature, et tout en elle s'enchaîne ; or, en les étudiant eux-mêmes, je dois trouver leurs liaisons avec les autres corps de cette même nature. En procédant ainsi, ils m'ont paru appartenir au règne animal, en former le dernier chaînon connu, et l'acarus de la gale s'est présenté à moi comme le géant de cette partie de la création.

Malgré le zèle qui m'anime et l'extrême réserve que j'ai mise dans cette composition, ce n'est pas sans appréhension que je la livre à la publicité. Je me rassure pourtant, dans la pensée que si le public est sévère, il est équitable ; qu'il verra les grandes difficultés de la matière, le désavantage de ma position, et que, sans s'arrêter à l'imperfection de l'œuvre, il me tiendra compte de ma bonne intention, qui consiste principalement à provoquer une étude approfondie de mon sujet. Si mes vœux étaient bientôt exaucés, et si dans les travaux qui seraient entrepris on trouvait que j'ai fait briller quelques rayons de lumière pour conduire dans la bonne voie, qu'on la suive, cette voie, sans même penser à l'au-

teur ; car alors je serais satisfait, je croirais avoir
bien rempli ma carrière, et je la verrais finir avec
cette quiétude que donne à tout honnête médecin
l'idée d'avoir fait quelque chose d'honorable pour
l'art, et d'avantageux pour l'humanité souffrante.

Paris. — Typ. Chamerot et Renouard, 19, rue des Saints-Pères. — 32125

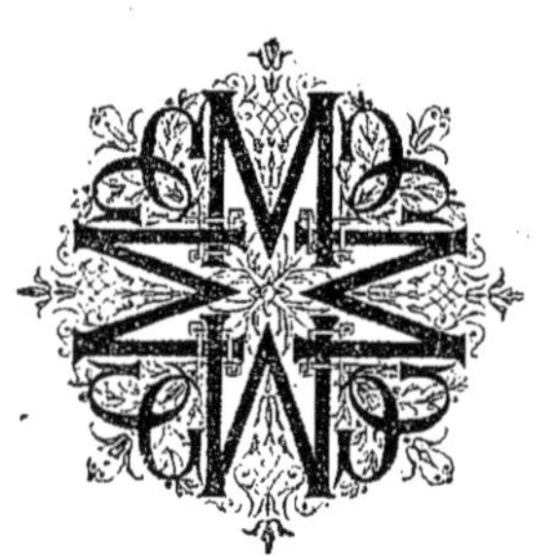

9 782019 269623